包虫病影像图谱

名誉主编　伍卫平　尹立雪

主　编　刘军　谭静　蒲红

科学出版社

北京

内 容 简 介

本书共分为 6 章，分别为包虫病概述、影像学技术概述、包虫病超声检查、包虫病 CT 检查、包虫病 MRI 检查、包虫病的影像学进展。本书的影像学部分详细介绍了超声、CT、MRI 多种影像学检查方法，并通过病例展示了包虫病在不同阶段和部位的影像学特征。本书选取了大量原始采集的影像图片，并对病灶进行了标注，是一部具有原创性、实用性的指导包虫病诊疗的影像学专著，适用于医学影像专业人员、临床医师、流行病学从业人员及对包虫病感兴趣的研究人员阅读参考。

图书在版编目（CIP）数据

包虫病影像图谱 / 刘军, 谭静, 蒲红主编. -- 北京：科学出版社, 2024. 11.
ISBN 978-7-03-080424-2

Ⅰ. R532.320.4

中国国家版本馆CIP数据核字第20245J2G31号

责任编辑：高玉婷 / 责任校对：张　娟
责任印制：赵　博 / 封面设计：龙　岩

科学出版社 出版
北京东黄城根北街 16 号
邮政编码：100717
http://www.sciencep.com
涿州市殷润文化传播有限公司印刷
科学出版社发行　各地新华书店经销
*
2024 年 11 月第　一　版　　开本：787 × 1092　1/16
2025 年 10 月第二次印刷　印张：10 1/2
字数：246 000
定价：109.00 元
（如有印装质量问题，我社负责调换）

名誉主编简介

伍卫平　中国疾病预防控制中心原寄生虫病首席专家，中国疾病预防控制中心寄生虫病预防控制所（国家热带病研究中心）二级教授，研究员，硕士研究生导师，医学硕士、理学硕士。先后从事血吸虫病、丝虫病、黑热病、包虫病流行病学、防治与监测研究工作。国家疾病预防控制专家委员会血吸虫病和寄生虫病防治分委会委员、全球消除丝虫病联盟大湄公区评估组员。《中国寄生虫学与寄生虫病杂志》编委。2008 年被授予"全国丝虫病防治先进个人"荣誉称号。近年来，主持国家科技支撑计划项目、美国国立卫生研究院（NIH）项目、世界卫生组织热带病培训规划署（WHO/TDR）项目、上海市科委项目等多项课题研究工作。

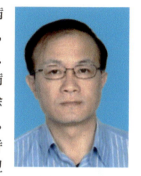

尹立雪　电子科技大学教授 / 博导，超声医学研究所所长，心脏中心执行主任，四川省心血管病临床医学研究中心和超声心脏电生理学与生物力学重点实验室主任。长期从事超声心脏电生理学、超声心血管流体力学可视化和瓣膜病信息化智能化精准诊断研究。中华医学会理事、前超声医学分会副主任委员、中国医师协会超声医师分会副会长和中国超声心动图学会候任主席。主持和参加 10 余项国家重点研发计划项目课题和国家自然科学基金项目，曾获得 1.5 亿元国家级心血管疑难急重症诊治项目资助。在国内外发表学术论文 300 余篇，其中 SCI/EI 收录期刊论文 100 余篇。出版《超声心脏电生理学》和《超声心脏力学》等学术和技术专著 10 余部。获得授权专利 14 项。主持全国多中心研究 7 项，主持制定 14 个心血管疾病诊断指南和专家共识。获得省部级科技进步奖一等奖 4 项、二等奖 1 项、三等奖 4 项，中华医学科技奖二等奖 1 项、三等奖 2 项。国家卫健委有突出贡献中青年专家、国务院政府特殊津贴专家、天府名医、四川省学术和技术带头人及中国杰出超声医师。

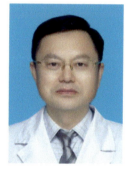

主编简介

刘军　电子科技大学医学院硕士生导师，研究员，超声影像专业主任医师，现任四川省医学科学院·四川省人民医院超声科副主任，兼任成都市温江区人民医院（四川省人民医院温江医院）党委副书记、院长（2020—2024）。中国医药教育协会超声专委会常委、中国超声医学工程学会妇产科超声专业委员会委员、四川省医院协会县级医院分会副会长、四川省医学会第一届和第二届包虫病专业委员会副主任委员、四川省医师协会第一届和第二届包虫病专业委员会副主任委员、 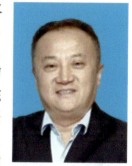 四川省老年医学会消化病专业委员会副主任委员、四川省重大传染病防治工作委员会和省卫健委包虫病防治工作组副组长兼专家、四川省医学会超声医学专业委员会委员、成都市医学影像质量控制中心副主任兼专家、成都医学会超声专业委员会副主任委员。成功开展超声导航融合影像下肝脏肿瘤射频消融术，肝包虫病（泡型）微小病灶射频消融术；负责国家级、省市级科研课题8项，致力于包虫病、腹部（肝脏）、妇科肿瘤、乳腺等浅表器官及介入超声的临床应用研究，以第一作者或通讯作者发表专业论著及论文21篇，SCI收录期刊论文9篇。主编出版专著《包虫病超声影像诊断》和《常见病超声诊断病例解析》。获得8项省市医学会科技进步奖，1项成都市政府科技进步奖。

谭静　1971年出生，毕业于西南医科大学（原泸州医学院）临床医学专业，现任四川省人民医院温江医院·成都市温江区人民医院纪委书记，主任医师，中国医药教育协会超声医学专业委员会常务委员、中国超声医学工程学会中西医结合专业委员会委员、四川省医学会包虫病专业委员会委员、四川省医师协会超声医师分会委员、四川省抗癌协会超声专业委员会常务委员、四川省医疗卫生与健康促进会超声医学专业委员会常务委员、成都医学会超声医学专业委员会委员、成 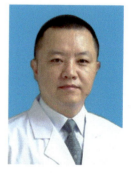 都市超声医学工程学会理事，主持国家工信部、四川省科技厅、四川省卫健委科研课题3项，以第一作者发表核心期刊论文10篇，获四川省医学科技奖三等奖2项、成都市科技进步奖三等奖1项。

蒲红　川北医学院影像系硕士生导师，电子科技大学医学院硕士生导师、研究员，放射影像专业主任医师/教授，现任四川省医学科学院·四川省人民医院放射科副主任（主持工作），放射科党支部书记，规培基地主任。目前担任中华医学会放射学分会全国委员兼心胸学组委员、中华医学会放射学分会质控工作组委员、四川省医学会放射专业委员会副主任委员、成都医学会放射专科分会副主任委员、四川省医师协会放射分会常委、四川省抗癌协会肿瘤影像专业委员会副主任委员、国家卫健委脑防委神经影像专业委员会委员、四川省卫健委学术技术带头人（第十三批）、中华医学会医疗事故技术鉴定专家库成员、四川省医学会医疗事故技术鉴定专家库成员。四川省卫健委医疗服务价格改革决策咨询组专家，四川省中医药管理局行政审批评审专家（影像），四川省及成都市卫健委行政审批评审专家（影像），四川省医院等级评审、医疗机构巡查及医疗服务质量检查专家、评审员（影像）。《临床放射学杂志》《实用医院临床杂志》《现代临床医学》《磁共振成像》杂志编委。主要专业为医学影像学（MR、CT、X 线）诊断，以 CT/MR 血管成像、胸部和腹部疾病、脑卒中影像学、早期肺癌诊断为主要研究方向。已公开发表论文 100 余篇，其中以第一作者或通讯作者公开发表论文 40 余篇，SCI 收录期刊论文 20 余篇；主持及参与国家级和省市级课题共 11 项、参与国家多中心项目 5 项，参编影像专著 6 部。获得四川省医学会科技进步奖 2 项，成都市科技进步奖 1 项；获得 2020 年四川省抗击新冠疫情先进个人（四川省人民政府）。

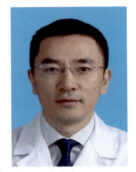

编委会名单

李　蔚　四川省人民医院温江医院·成都市温江区人民医院

刘亚龙　四川省人民医院温江医院·成都市温江区人民医院

唐艳琼　崇州市人民医院

张　宇　电子科技大学附属医院·四川省人民医院

黄　嫣　中国疾病预防控制中心寄生虫病预防控制所（国家热带病研究中心）

李树成　阿坝藏族羌族自治州疾病预防控制中心

王逸非　四川大学华西医院

张光葭　四川省疾病预防控制中心

廖　莎　四川省疾病预防控制中心

序

  在医疗领域中，影像学以其独特的视角揭示了人体内部的秘密，为临床诊断和治疗效果的随访提供了强有力的支持。特别是对于一些特殊的地方性疾病如包虫病，其影像学的价值更是不可或缺的。

  包虫病，又称棘球蚴病，是一种在全球范围内造成重大公共卫生问题的疾病。它不仅影响患者的健康，还对社会的经济发展构成巨大的负担。这类疾病的诊断和治疗面临诸多挑战，而医学影像作为其诊断过程中的关键工具，扮演着至关重要的角色。影像学检查可以帮助医师确定病灶的位置、大小、形态、性质及与周围组织的关系，从而为诊断、治疗方案的制订提供依据。

  包虫病在我国流行区范围广，地域差异大，分为细粒棘球蚴病和多房棘球蚴病，因虫种、虫株的不同病灶的差别大，病灶在发生和发展的过程中也存在巨大的变化。《包虫病影像图谱》是一本精心编撰的参考书籍，它凝聚了四川省人民医院、成都市温江区人民医院等多位医学影像学领域专家多年对包虫病防治的临床工作体会和经验。该书通过丰富的影像学资料和详尽的病例分析展示了包虫病在影像学上的表现，涵盖了从基础理论到临床应用的各个方面，旨在帮助医学影像专业人员、临床医师，以及相关研究和防治人员提高对包虫病影像学的识别和诊断能力。

  该书在编写过程中，汇集了作者们对医学影像学的研究成果和对包虫病研究的深刻理解。各章节不仅详细介绍了包虫病的病因学、流行病学、病理生理和临床表现，还深入探讨了影像学在包虫病诊断中的应用，包括最新的影像学技术和解读标准。通过阅读这些内容，读者可以系统地了解包虫病的影像学特征，掌握包虫病诊断和鉴别诊断的要点。

  希望该书能够成为医学影像学学生、影像科医师、临床医师及相关科研和疾控防治人员的参考用书。

伍卫平 尹立雪

2024 年 8 月

前 言

    包虫病作为一种由细粒棘球绦虫引起的寄生虫病，不仅对患者的健康造成了严重影响，而且是全球公共卫生问题之一。随着医学影像技术的飞速发展，影像学在包虫病的诊断和治疗中扮演着越来越重要的角色。

    本书的编写目的是为医学影像专业人员、临床医师、流行病学从业人员，以及对包虫病感兴趣的研究人员提供全面、系统的影像学资料。我们希望通过高质量的影像资料和详尽的病例分析，帮助相关人员更好地识别和理解包虫病的特征，从而提升诊断的准确率和治疗效果。

    本书包含了包虫病的病因学、流行病学、病理生理、临床表现及最新的诊断和治疗策略。影像学部分详细介绍了包括超声、CT、MRI多种影像学检查方法，并通过大量的病例展示了包虫病在不同阶段和部位的影像学特征。

    本书的作者均为长期从事包虫病防治工作的医师，时间跨度超过10年，曾多次至四川省、西藏自治区等包虫病高发地区进行包虫病筛查、会诊、培训及治疗等工作，收集了大量的包虫病医学影像相关资料，积累了丰富的诊疗经验。

    本书作者以成都市温江区人民医院（四川省人民医院温江医院）、四川省人民医院（电子科技大学附属医院）的超声医师和医学影像医师为主，经过多年的资料收集、整理和编撰，终于可以将本书奉献给读者。我们感谢参与本书编写的每一位作者和为本书出版付出努力的所有人。正是因为有了大家的共同努力和奉献，《包虫病影像图谱》一书才得以面世。我们真诚地希望本书能够成为读者日常工作和研究中的得力助手，通过学习和运用书中的知识，能够提高包虫病的诊治水平，减轻患者的痛苦，并为最终控制和消除包虫病贡献力量。

    由于编写水平有限，时间仓促，书中若有错漏之处，还恳请读者给予批评与指正，在此衷心感谢您的关注和支持。

刘军　谭静　蒲红

2024年8月于成都温江

目　录

第**1**章

包虫病概述

一、病因学

包虫病，又称棘球蚴病，是由棘球绦虫属 [主要是细粒棘球绦虫 (Echinococcus granulosus) 和多房棘球绦虫 (Echinococcus multilocularis Leuckart)] 的幼虫 (棘球蚴) 寄生于人体各器官引发的人畜共患寄生虫病。感染源主要为携带成虫的终末宿主 (如犬、狐狸、狼等) 排出的虫卵，这些虫卵污染环境后被中间宿主 (如牛、羊、骆驼或人) 摄入，经消化道进入体内，孵化为六钩蚴并侵入组织，最终形成棘球蚴病灶，肝脏是主要受累器官。

二、流行病学

包虫病在全球范围内分布广泛，尤其在畜牧业发达的地区，如中亚、南欧、中东、非洲、南美洲及我国西北地区尤为高发。据估计，全球约有 400 万人感染肝包虫病，其中我国西北地区患病率可达 1% ～ 5%，且由于人口流动、旅游等因素，疾病地理分布有所扩大。包虫病的传播与社会经济条件、卫生习惯、家畜管理、人与犬只接触程度密切相关，且在贫困和偏远地区尤为突出。据 2004—2020 年全国棘球蚴病疫情分析统计，我国共报告棘球蚴病病例 66 040 例，主要集中于新疆维吾尔自治区、四川省、青海省、甘肃省、宁夏回族自治区、西藏自治区等地。

三、病理生理

(一) 泡型包虫病

泡型包虫病 (alveolar echinococcosis，AE) 病灶呈肿瘤样生长，由无数小囊泡紧密堆积形成，具有高度侵袭性和转移能力，其病理生理特征与恶性肿瘤相似，具有 "虫癌" 之称。病灶不仅侵犯肝实质，还常侵犯肝内外血管、胆管及邻近器官，导致肝衰竭、门静脉高压、多器官转移等严重后果。

(二) 囊型包虫病

囊型包虫病 (cystic echinococcosis，CE) 病灶主要表现为囊性结构，由外囊 (宿主反应性纤维包膜) 和内囊 (包含生发层、角质层、囊液、育囊、原头节等) 构成。囊肿的生长可对周围组织产生压迫，导致机械性损害。囊壁破裂释放囊液可引发强烈的变态反应，包括局部炎症、全身性变态反应，甚至过敏性休克。囊液中的原头节是感染扩散的根源，一旦进入循环系统，可形成新的病灶。

四、临床表现

包虫病临床表现多样且非特异性，取决于病灶大小、部位、是否破裂及并发症。囊型包虫病初期常无症状，随着病灶增大，可出现腹痛、腹部肿块、肝功能异常、胆道梗阻等表现。破裂时可诱发过敏反应，严重者出现过敏性休克。泡型包虫病进展迅速，临床症状包括肝区疼痛、黄疸、体重下降、乏力等，晚期可并发门静脉高压、肝衰竭、多器官转移等，若无恰当治疗，10 年死亡率可达 90%。

五、实验室检测与诊断

1. 免疫学检测 如酶联免疫吸附试验（ELISA）、间接溶血试验（IHAT）、间接免疫荧光法（IFA）等，检测血清中针对棘球蚴抗原的特异性抗体。虽然抗体检测存在假阴性和假阳性问题，但仍是诊断包虫病的重要辅助手段，尤其是在血清学阳性且影像学支持的情况下，可提高诊断的可信度。新型诊断方法如胶体金快速诊断试剂盒，因其便携、快速、可现场使用等特点，适用于大规模筛查和基层医疗单位。

2. 分子生物学检测 如聚合酶链式反应（PCR）技术，直接检测样本中棘球蚴 DNA，具有高敏感性和特异性，尤其适用于早期诊断、鉴别诊断及疗效监测。然而，此类检测方法在临床实践中普及程度较低，主要受限于设备和技术要求较高。

六、包虫病的治疗

囊型包虫病的治疗原则是以手术切除为主，药物治疗为辅。手术方法包括外囊完整剥除术、肝部分切除术、外囊次全切除术、改良式内囊摘除术等，以及在特定情况下的经皮细针穿刺引囊液术和腹腔镜手术。对于泡型包虫病，根治性切除术是首选治疗方法，但在晚期或无法进行根治性切除的情况下，可采取姑息性手术、局部消融治疗或肝移植等措施。药物治疗方面，阿苯达唑是首选药物，用于术前预防、术后预防及长期治疗。此外，对于晚期肝泡型包虫病患者，多学科协作的个体化综合治疗方案可提高治疗效果，包括药物、介入、分阶段手术等多种治疗手段的联合应用。

七、包虫病的预防

预防包虫病的关键在于控制传染源、切断传播途径和保护易感人群。具体措施包括加强公共卫生教育，提高人们对包虫病的认识和防治意识；改善卫生条件，减少与潜在传染源（如犬类）的接触；加强对家畜的监管和治疗，减少动物宿主的传播风险；加强对包虫病流行区的监测和疫情报告。此外，对于旅游者和居住在流行区的人们，应采取必要的个人防护措施，如避免接触可能被污染的土壤和水源，以降低感染风险。通过这些综合性的预防措施，可以有效降低包虫病的发病率和传播风险。

第2章

影像学技术概述

包虫病的临床表现早期无特异性，流行病学史和实验室检测虽有辅助作用，但影像学检查因其直观、准确、全面展现病灶特点的能力，已成为诊断包虫病不可或缺的核心手段。超声、CT、MRI、PET-CT 等多种影像技术，为包虫病的早期识别、病灶分期、治疗决策、疗效监测及预后评估提供了关键信息。

包虫病在影像学上呈现出明显的病种特异性。在囊型包虫病灶中，常见的特征包括囊性结构，而超声、CT 和 MRI 检查可以描绘出"双壁征""囊内囊""轮辐征""飘带征"等特征，特别是在 CT 上，钙化型病灶的显示尤为清晰。泡型包虫病灶则呈现为不规则实性肿块，其内部常可见到小囊泡和钙化，形成了所谓的"地图征"。在鉴别诊断中，影像学起着至关重要的作用。增强影像学技术可帮助将包虫病与其他肝脏占位性病变，如肝血管瘤、肝脓肿、肝癌等明确区分开来。

影像诊断不仅用于包虫病的定性诊断，更在手术规划与疗效评估中发挥关键作用。通过三维重建技术，可以精准定位病灶、评估肝段功能、预测剩余肝体积，为肝切除术、肝移植术等提供详尽的术前信息。此外，影像学在术后随访中监测包虫病灶的变化，评估药物治疗或手术疗效，为调整治疗方案提供依据。

综上所述，影像诊断在包虫病诊疗全程中发挥了无可替代的作用，从早期识别、精准分型、手术规划到疗效评估，均体现了其在疾病管理中的核心地位。随着影像技术的不断进步和诊断共识的更新，影像诊断将进一步提升包虫病的诊疗水平，助力实现早期干预、个体化治疗和改善患者预后。

第一节　超声检查

超声检查（ultrasound，US）利用不同组织对声波的反射、透射、衰减和散射特性的差异，将这些信息转化为灰度分布，从而可视化重建出器官和病变的图像。其具有无辐射、实时成像、可重复操作、价格低廉等优势，是包虫病的首选影像学方法。

超声能够清晰显示病灶的形态、大小、边界、内部结构及与周围组织的关系。根据病灶的超声特征，可以对包虫病进行精确分型。对于囊型包虫病，超声可识别其典型"囊壁-囊液-内囊"三层结构，表现为均匀的囊性回声，外囊壁与内囊之间可存在"双壁征"，有时可见囊内"子囊"或"漂浮物"。而对于泡型包虫病，超声通常显示为不规则的高回声、低回声或混合回声病灶，病灶边缘无明显包膜，且常伴有周边浸润、肝内血管受累或肝实质结构破坏。

超声对包虫病的生物学活性有较好的判断能力。对于囊型包虫病，通过观察囊壁厚度、囊内结构、有无钙化、液化、囊壁回声增强等现象，进行 CE0 ～ CE5 的临床分型，进而判断病灶的活性和成熟程度。对于泡型包虫病，尽管其超声表现复杂，但是结合病灶边缘、内部回声分布及血流信号，有助于评估其活动性及侵袭性。此外，超声造影可揭示部分病灶周边的血流情况，间接提示其浸润特性，为临床提供额外信息。

超声对包虫病的鉴别诊断具有重要价值。囊型包虫病需与肝囊肿、肝脓肿、肝肿瘤等相鉴别，其特有的"双壁征""囊中囊"征象，以及囊液的特性有助于明确诊断。泡型包虫病因其复杂的内部结构和浸润性特点，需与肝癌、肝血管瘤、肝脓肿等相鉴别，超声造影检查可显著提高鉴别准确性。

超声不仅可以进行无创诊断，还能实时引导经皮穿刺抽吸、内囊无水乙醇注射、药物灌注等介入方法，实现囊型包虫病的微创治疗。超声引导下的热消融术也可原位灭活小体积的泡型包虫病灶。在介入过程中，超声能实时监控操作过程，避免并发症，提高治疗成功率。

术后超声检查是评估包虫病手术疗效的重要手段。通过观察病灶是否完全清除、术区及周围有无异常灌注可以判断手术效果。对于接受药物治疗的患者，超声可以定期监测病灶大小、形态及内部结构的变化，评估药物疗效。同时，包虫病具有较高的复发率，超声因其便捷、无创且成本低廉的特点，成为术后长期随访的理想工具。对于囊型包虫病，建议术后随访至少 3 年；对于泡型包虫病，则建议随访至少 10 年。通过定期超声检查，可以及时发现病灶复发、新生病灶或并发症，指导适时调整治疗方案。

第二节　计算机断层扫描

计算机断层扫描（computed tomography，CT）利用 X 射线束穿透人体特定层面，由探测器接收透过人体后衰减的 X 射线，通过计算机重建出该层面的二维或三维图像。在包虫病的诊断、病情评估、治疗决策及疗效监测过程中，CT 以其高分辨率、多期增强扫描及血管成像等优势，为临床提供了丰富且详尽的解剖和功能信息。

CT 扫描能够清晰显示包虫病灶的形态、大小、边界及与周围组织的关系。对于囊型包虫病，CT 可清晰描绘其囊壁、内囊及囊液，对囊壁钙化的敏感性尤为突出。对于泡型包虫病，CT 可揭示病灶的不规则轮廓、实性部分及浸润性生长特征，有利于对病灶进行准确分型。CT 增强扫描能全面展现包虫病灶的血供特点和强化模式，结合病灶强化特点，有助于对病灶进行临床分型和病理分期。CT 血管成像能精确显示肝动脉、门静脉、肝静脉主干及下腔静脉与病灶的毗邻关系，对于评估包虫病灶是否侵犯血管、是否存在血管压迫或包裹，以及手术切除的安全性至关重要。

CT 可为临床医师提供病灶的三维空间信息，对术前手术路径规划、切除范围设定、手术风险评估及预后预测起决定性作用。其中，PNM 分期是由世界卫生组织（WHO）包虫病非正式工作组（WHO-IWGE）提出的标准化分期，为一种用于评估肝泡型包虫病严重程度和疾病进展的临床分类体系。PNM 分期借鉴了肿瘤 TNM 分期的原则，通过描述寄生虫在肝脏内的位置（P）、邻近器官受累情况（N）及远处转移（M）三个核心要素来对患者的病情进行细致划分，该分期为临床治疗决策提供重要依据，而 CT 在确定 PNM 分期的各项指标时起着关键作用。

1. P（parasitic mass in the liver）　代表肝内病灶的位置和范围。

（1）P0：肝脏无可见病灶。

（2）P1：周围病灶，无血管和胆道累及。

（3）P2：中央病灶，局限在半肝内，有血管和胆道累及。

（4）P3：中央病灶侵及左右肝脏，并有肝门部血管和胆道累及。

（5）P4：肝脏病灶伴有肝血管和胆道树的扩张。

2. N（neighboring organ involvement）　反映邻近器官是否受累。

（1）N0：无邻近器官、组织累及。

（2）N1：有邻近器官、组织累及。

3. M（metastasis）　指是否存在远处转移。

（1）M0：无远处转移。

（2）M1：有远处转移。

基于以上三方面的评估，患者会被划入不同的 PNM 组合类别，PNM 分期越高，通常表示病情越严重，预后越差，治疗难度越大。此外，在术后长期随访中，CT 也能够及时发现包虫病灶残留、复发、新生病灶或并发症，指导调整治疗方案。

CT 成像技术凭借其高密度分辨率、多期增强、血管成像及三维重建等功能，为包虫病的病灶识别、分期、毗邻关系评估、手术治疗规划、术后随访提供了全面、准确的信息。

第三节　磁共振成像

磁共振成像（magnetic resonance imaging，MRI）技术通过施加磁场、射频脉冲及梯度场，使体内氢原子核发生共振产生电磁信号，随后接收信号并经计算机处理生成具有高软组织分辨率的解剖图像和功能图像。在包虫病领域，对于不典型病例或超声、CT 难以明确诊断的情况，MRI 作为一种补充检查方法，其高软组织分辨力及多参数成像能力能提供额外的诊断依据，提高诊断的准确性。

MRI 能清晰呈现包虫病灶的轮廓、大小、边界及内部结构。囊型包虫病灶在 T_1WI 上通常为低信号，T_2WI 上为高信号，且囊壁、囊液与内囊间的"双壁征"在 MRI 上同样清晰可见。泡型包虫病灶则表现为不规则、多囊泡或实性为主的混合信号，内部小囊泡在 T_2WI 上尤为显著。弥散加权成像（diffusion weighted imaging，DWI）可以评估病灶内水分子扩散运动特性，如泡型包虫病灶实质在 DWI 上一般无弥散受限，有助于与恶性肿瘤相鉴别。表观弥散系数（apparent diffusion coefficient，ADC）值能进一步量化病灶弥散受限程度，有助于区分单纯性肝囊肿与单囊型肝包虫。此外，动态增强扫描可以揭示病灶的血流动力学特点。

MRI 血管成像能无创、清晰地显示肝动脉、门静脉、肝静脉及下腔静脉与病灶的毗邻关系，对于评估包虫病灶是否侵犯血管、血管受压或包裹等情况具有重要价值。磁共振胰胆管成像（magnetic resonance cholangiopancreatography，MRCP）是显示胆管并发症的最佳成像方法，能够清晰显示特征性的小囊泡及胆管的异常，如胆管扩张、狭窄、中断、壁增厚等，对于诊断包虫病引起的胆道并发症具有高度敏感性和特异性。

MRI 同样是监测包虫病灶治疗后变化的补充工具，通过对比治疗前后的 MRI 图像，可以定量评估病灶大小、信号变化、结构演变，判断疗效及可能的复发情况。

MRI 凭借其无创性、高软组织分辨率、多参数成像及功能成像等优势，在包虫病的诊疗中提供了独特的价值，对超声和 CT 检查有良好的补充作用。随着 MRI 技术的持续发展和新序列的应用，其在包虫病诊疗中的作用将进一步加强。

第四节　正电子发射断层显像／计算机断层扫描成像

正电子发射断层显像／计算机断层扫描成像（positron emission tomography-computed tomography，PET-CT）是结合了正电子发射断层成像（PET）和计算机断层扫描（CT）两种技术的先进影像学技术。PET 利用放射性示踪剂（如 ^{18}F-FDG）标记代谢活跃的生物分子，通过检测示踪剂在体内分布及代谢情况，反映组织的功能和代谢活性；而 CT 则提供精确的解剖结构信息。

PET-CT 的核心价值在于通过 ^{18}F-FDG 摄取程度反映包虫的生物学活性及药物治疗效果。高代谢活性的泡型包虫病灶通常具有较高的 ^{18}F-FDG 摄取，而活性减弱或无活性的病灶摄取较低。因此，PET-CT 能够根据病灶的放射性摄取程度评估其活动状态，对于指导药物治疗、监测治疗反应和判断预后具有重要价值。PET-CT 在术后或药物治疗后的复查中，可以直观显示病灶的代谢活性变化，有助于评估治疗效果及早期发现复发或残存病灶。

PET-CT 的全身成像能力使其能够全面评估包虫病灶对周围组织的浸润程度，以及是否存在远处转移。对于泡型包虫病，PET-CT 能够揭示病灶对肝内血管、胆管、邻近器官的侵犯，以及潜在的淋巴结转移和远处器官转移，有助于制订手术方案、评估手术风险和判断手术适应证。PET-CT 在术前评估中，能更准确地判断病灶边界，防止手术遗漏或过度切除。PET-CT 在包虫病治疗后的随访中，通过对比治疗前后的 PET-CT 图像，可以定量评估病灶的代谢活性变化，反映治疗效果。

PET-CT 在包虫病诊疗中具有一定应用价值，但其并非包虫病的常规检查手段。主要原因包括：①成本较高，相较于超声、CT、MRI 等常规影像学检查，PET-CT 检查费用相对昂贵；②辐射暴露，PET-CT 涉及放射性示踪剂的使用和 X 射线照射，虽总体辐射剂量在安全范围内，但对于儿童、孕妇等特殊群体需谨慎使用；③临床应用尚不广泛，PET-CT 在包虫病领域的应用经验及规范化流程有待进一步积累和完善。尽管存在成本、辐射暴露等问题，但其在评估包虫活性、鉴别诊断、评估浸润范围与转移情况及疗效监测等方面的独特优势，使之成为包虫病诊疗中一种有价值的补充检查手段。

第3章

包虫病超声检查

　　超声作为肝包虫病的首选筛查方法和术后随访的重要手段,以其无创、便捷、实时的特性,在包虫病的筛查及诊疗中占据了重要地位。超声诊断包虫病主要依赖于病灶的形态特征、内部结构及血流动力学变化,操作者可采用多种超声技术,如二维灰阶、彩色多普勒、频谱多普勒、超声造影、弹性成像等,对脏器进行全面细致的检查,确保病灶无遗漏。同时,结合临床分型,关注不同阶段包虫病的特异性超声征象。

第一节　囊型包虫病

一、肝脏囊型包虫病

　　对于肝脏囊型包虫病,WHO 将其超声声像图分为 6 种类型,即单纯囊肿型(CL 型 /CE 0 型)、单囊型(CE Ⅰ型)、多子囊型(CE Ⅱ型)、内囊塌陷型(CE Ⅲ型)、实变型(CE Ⅳ型)和钙化型(CE Ⅴ型)。其中,CL 型为 CE 的早期阶段,有活性,CE Ⅰ型和 CE Ⅱ型为活跃期,CE Ⅲ型为过渡期,CE Ⅳ型和 CE Ⅴ型为非活跃期。

　　1. CL 型 /CE 0 型(单纯囊肿型)　　病灶呈圆形或椭圆形,囊壁菲薄,无"双壁征",含均匀无回声区。见图 3-1-1 ～图 3-1-5。

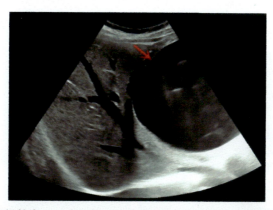

图 3-1-1　肝右叶近第二肝门处有一巨大囊性无回声团,呈球形单囊,突出肝包膜外,张力高,边界清楚。囊壁薄且光滑,囊液呈均匀无回声,肝中静脉及肝左静脉受压移位,后方回声增强。囊壁未观察到"双层征",与普通肝囊肿较难鉴别,需结合血清学检查结果

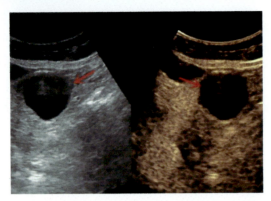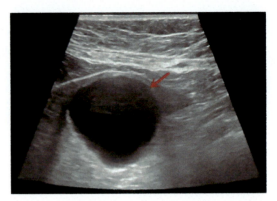

图 3-1-2　肝左外叶有一囊性无回声结节，呈球形单囊，边界清楚。囊壁薄且光滑，囊液呈均匀无回声（左图）。超声造影：囊性结节内部及周围均无显著异常灌注（右图）。与非寄生虫性囊肿超声表现极为相似，需结合血清学检查结果

图 3-1-3　肝左外叶有一囊性无回声团，呈椭圆形单囊，稍往外突，边界清楚。囊壁厚约 0.2cm，欠光滑，囊液呈均匀无回声，后方回声增强，提示早期。超声诊断征象不确定，与普通肝囊肿较难鉴别，需结合血清学检查结果

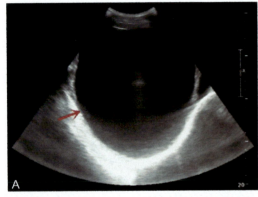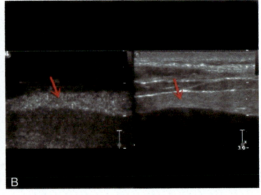

图 3-1-4　肝内有一巨大囊性无回声团，呈球形单囊，几乎占据整个右肝，周围仅见少量肝实质，张力高，边界清楚。囊壁薄且光滑，囊液呈均匀无回声，后方回声增强（图 A）。高频超声造影：囊壁未见明显增强（图 B），需结合血清学检查结果。高频线阵探头有助于病灶细节的观察，检查时需结合实际情况灵活切换探头

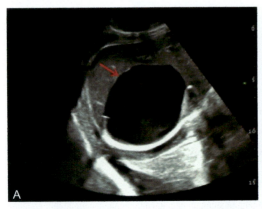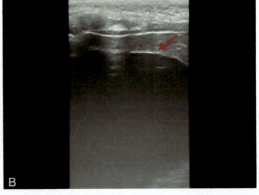

图 3-1-5　肝右叶有一囊性无回声团，呈椭圆形单囊，周围肝组织受压，张力高，边界清楚。囊液呈均匀无回声，后方回声增强（图 A）。高频超声：囊壁薄，呈单层且光滑（图 B），同时伴有右侧胸腔积液。此时需仔细扫查膈肌的完整性，警惕病灶经膈肌破裂入胸腔

2. CE Ⅰ 型（单囊型） 病灶圆形或卵圆形，呈无回声，囊壁光滑而完整，呈"双壁征"，后方回声增强。体位改变时，于无回声区内可见浮动的点状回声呈"落雪征"，后方回声增强。见图 3-1-6 ～图 3-1-13。

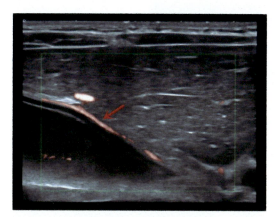

图 3-1-6 肝实质内有一类圆形囊性病灶，边界清晰，形态规则。囊壁较薄，呈"双壁征"，外囊为内囊周围形成的一层纤维包膜，内囊为包虫本体，内层为生发层，外层为多层角质层（分层的角质层是鉴定的标志），囊内容物可有囊液、育囊、原头节、生发囊和子囊，囊液无色透明，病灶压迫周边肝组织。彩色多普勒超声：周边肝组织血管受压迫情况

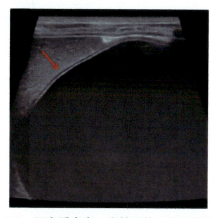

图 3-1-7 肝实质内有一囊性团块，囊内充满水样囊液，呈现类圆形的液性暗区。囊壁与肝组织之间呈现界线分明的囊壁。本病的特异性影像学表现为内、外囊壁间有潜在的间隙界面，呈现为双层壁的表现。对于比较浅表的位置，可以利用线阵探头较好地显示"双壁征"

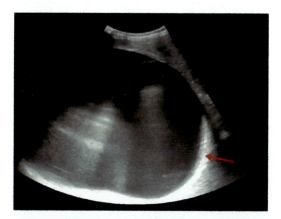

图 3-1-8 肝右叶有一巨大囊性团块，凸阵探头有助于显示巨大囊性包虫的全貌。超声检查：包虫囊后壁呈明显增强效应，如用探头震动包虫囊时，在暗区内可见浮动的小光点，称为"囊沙"。当团块较大，压迫周边重要的组织结构，如使周围管腔移位、受压变形等，其临床表现往往与囊肿寄生部位、数量和大小有密切关系。肝顶部包虫长期压迫，可使膈肌抬高，并产生粘连而影响呼吸

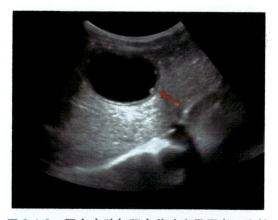

图 3-1-9 肝左内叶与肝右前叶交界区有一囊性团块，边界清楚，呈"双壁征"。其外囊是在内囊周围形成的一层纤维包膜，厚度为 1 ～ 2mm。内囊为包虫的本体，由两层构成，内层包含生发层，外层为多层角质层（分层的角质层是鉴定的标志）。囊内容物有囊液、育囊、原头节、生发囊和子囊

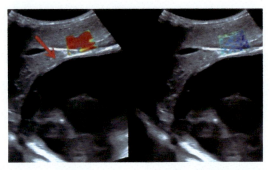

图 3-1-10　肝内有一囊性团块，边界清楚，形态规则，病灶周围在镜下可观察到肉芽肿反应，大量炎症细胞，包括嗜酸性粒细胞、淋巴细胞与浆细胞浸润。四周正常肝组织则因受包虫膨胀性生长为主的机械压迫，而发生萎缩、变性，甚至坏死。因此，在包虫囊肿边缘弹性成像时呈较高弹性数值（左图示弹性成像彩色编码图，右图示弹性成像剪切波传播示意图），即周围组织硬度高，这可能是与肝脏单纯囊肿、胆管囊肿等肝内囊性病变的补充鉴别点

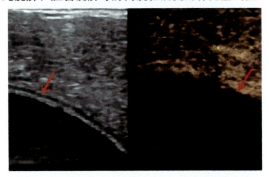

图 3-1-11　肝内有一囊性团块，在高频探头下呈典型的"双壁征"（左图），其外壁是因包虫膨胀性生长压迫肝周围组织所形成的纤维层，似"假包膜"。内壁是包虫真正的壁，包含生发层和角质层，生发层与包虫的繁衍增殖息息相关。因此，造影模式下仅有外壁增强，内壁呈无增强（右图）。高频探头下超声造影，可进一步细致观察双层囊壁增强情况

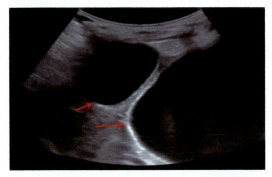

图 3-1-12　肝内有 2 个囊性团块，边界清楚，形态规则，囊液较清亮，内部张力高。超声检查时应注意扫查全面，记录类别、个数、大小、是否压迫重要血管等，以提供更加准确的参考信息。该病例是肝内多发囊型包虫病，应与肝多发囊肿相鉴别

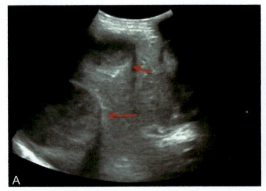

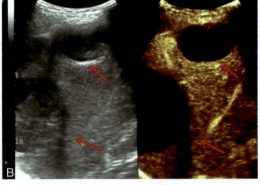

图 3-1-13　肝内多发低回声结节，形态规则，边界清楚，周围部分可见"双层征"，内部回声似呈"云雾状"（图 A）。随着包虫的发育、成熟，囊沙（原头节）增多，显示为堆积于团块的密集点状强回声，随着体位的改变而漂浮于囊液中，呈典型的"落雪征"表现。本例病例较难与低回声肝癌或肝脓肿等相鉴别，此时超声造影可作为首选的鉴别手段。超声造影：每个团块边界清楚，形态规则，内部始终无造影剂进入，呈三期无增强（图 B），这是与肝内肿瘤性病变的重要鉴别点

　　3. CE Ⅱ型（多子囊型）　　边界清楚的圆形或椭圆形病灶，壁厚，囊内可见大小不等的小囊状结构，表现为"车轮征"或"蜂房征"，后方回声增强。见图 3-1-14 ～图 3-1-23。

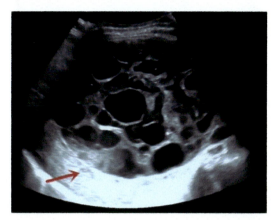

图 3-1-14　肝右叶有一多房囊性团块，内部呈现车轮状结构，或花环样、蜂巢样结构。囊壁可见，其通常为圆形或者卵圆形，大小不一，繁殖力较强。当病灶较大时可对周围脏器和脉管系统产生相应的压迫症状，如腹胀和隐痛；包虫病病灶压迫、侵蚀或破入胆道可引起梗阻性黄疸

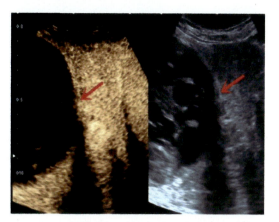

图 3-1-15　肝内有一巨大多房囊性团块，内部的多房样分隔（右图），在超声造影表现为三期无增强（左图），提示包虫里面的子囊受到母囊屏障"保护"，因该屏障作用，在临床上口服抗寄生虫的药物治疗效果往往欠佳。本图中部分子囊呈现破裂塌陷，导致母囊囊液浑浊，表明该型逐渐向 CE Ⅲ型的转变过渡阶段，为临床的诊治方案提供依据

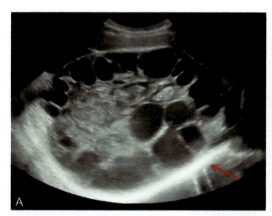

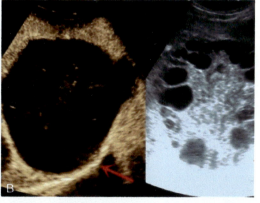

图 3-1-16　肝内有一多房囊性团块，依据母囊囊液的含量及子囊的排列可呈现"囊内囊""轮辐征""蜂房征"，中央部分子囊可破裂，导致破裂处母囊囊液回声高于周围子囊（图 A）。超声造影后内部实性成分及分隔三期无增强（图 B）。本图病灶较大且靠近膈肌及肝门，易出现相应的压迫症状，患者可表现为胸闷、门静脉高压、布 - 加综合征等。手术切除为本例首选的治疗方案

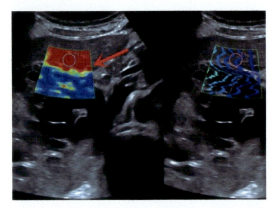 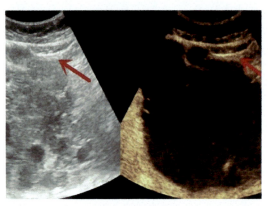

图 3-1-17　肝内有一巨大囊性团块，弹性成像图像显示病灶周围呈红色、彩色编码（左图），曲折的条纹波浪代表剪切波在组织中的传播路径和速度分布（右图）。二维剪切波弹性成像利用超声探头发射高频超声脉冲，通过声辐射力在目标组织内产生微小的剪切波，剪切波在不同组织中的传播速度不同，超声设备利用脉冲回波技术捕捉剪切波的传播过程，并通过相应的算法计算剪切波的传播速度，计算出组织的杨氏模量（弹性值）。因 CE Ⅱ型呈囊性膨胀性生长，周围肝组织受压变形，当使用弹性成像技术在囊肿周边成像时，可见弹性值较高的红色显像

图 3-1-18　肝内有一多房囊性团块，部分向肝包膜外突出，呈典型的 CE Ⅱ 型囊型包虫病（左图）。当母囊较大时，内部部分子囊较多，部分子囊可破裂，致破裂处母囊囊液回声高于周围子囊，呈现似实性成分，并且导致包虫与周边正常肝组织回声相似，呈等回声。肝囊腺瘤也可呈现同样的超声影像。此时可以利用造影剂来鉴别，肝囊腺瘤超声造影实性部分有造影剂进入，而 CE Ⅱ 型内部混合回声均无造影剂进入（右图）

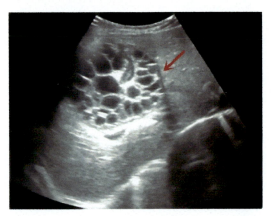 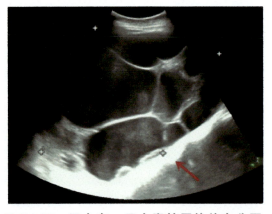

图 3-1-19　肝内有一多房囊性团块，边界清楚，形态规则。团块内子囊数量多，可见侧方声影与后方增强效应。利用彩色多普勒超声成像，结合灰阶图像特征，准确诊断并不困难

图 3-1-20　肝内有一巨大囊性团块伴有分隔。CE Ⅱ型表现为母囊暗区内呈现多个小的球形暗影及光环，形成多个大小不等的子囊，子囊内如头节增多显示为沉积于囊肿底部的密集点状强回声，随着体位改变而漂浮于囊液中，用探头震动囊肿时可见浮动的小光点，可见内部的"落雪征"。该类型的包虫处于活跃期，且包块较大，压迫周围正常组织结构，应较早手术根治

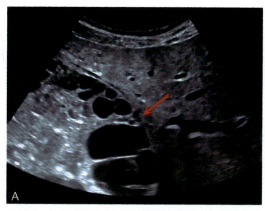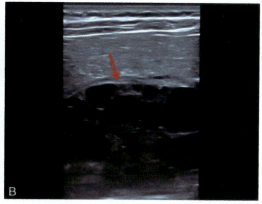

图 3-1-21　肝内有一巨大多房囊性团块，呈现典型 CE Ⅱ 型囊型包虫病表现。内部子囊可部分或者全部填充到单一的母囊里面，囊隔膜呈现车轮结构，或者子囊组成花环样或者蜂巢样结构（图 A）。此期包虫繁殖力较强，如较大时，内部子囊可破裂，通常先从中央开始破裂，并将其他子囊推向母囊周边排列，因此周边呈"轮辐状"囊性排列，中央呈偏实性等回声。在鉴别有困难时，我们可以通过局部放大，或者高频探头观察周边细节，如外层的纤维壁（图 B）、包虫周边的"轮辐状"结构

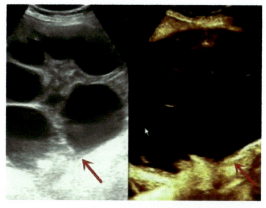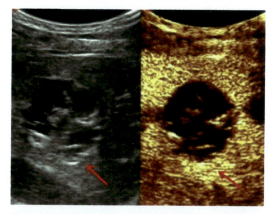

图 3-1-22　肝内有一巨大多房囊性团块，部分凸向邻近肝包膜（左图）。本例母囊大且靠近肝包膜，如果病灶继续生长或突破肝包膜破裂，破裂入腹腔时，可出现类似消化道穿孔的表现，如剧烈腹痛，可伴有发热、荨麻疹及过敏性休克等；合并感染后可出现酷似肝脓肿的症状和体征，严重时可因肝衰竭死亡。可以利用超声造影清晰显示病灶距离肝包膜的距离（右图），为病情的发展及治疗方案做进一步分析

图 3-1-23　肝左叶有一混合回声团块，体积偏小。当 CE Ⅱ 型较小，伴有内部子囊部分破裂，呈混合回声时（左图），较难与肝血管瘤、肝脓肿、肝癌相鉴别。可以通过超声造影观察内部有无造影剂进入，内部始终没有造影剂流动（右图），并且结节大小未见明显变化，边界清楚，则是肝囊型包虫病可能性大

　　4. CE Ⅲ 型（内囊塌陷型）　囊内显示为卷曲或折叠的膜状回声，出现"套囊征""天幕征"或"飘带征"（CE Ⅲ a）；或多子囊型局部坏死、实变出现膜状回声堆积，壁周完整，可不规则，存在囊状无回声区，后方回声增强（CE Ⅲ b）。见图 3-1-24 ～图 3-1-39。

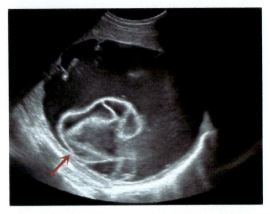

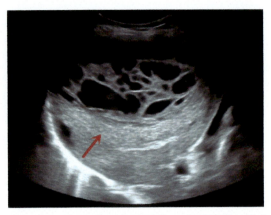

图 3-1-24　肝内有一巨大囊性团块，内部伴有折叠样分隔。本例属于 CE Ⅲ a 型，图中母囊较大，能够较清楚地显示内部单子囊的破裂，其内囊塌陷，囊壁呈"飘带状"漂浮于母囊内，又称水上"浮莲征""水蛇征"。该病例的包虫病灶大且靠近第二肝门和膈肌，如压迫周边组织，可能引起布 - 加综合征、呼吸窘迫、黄疸等症状

图 3-1-25　肝内有一囊性团块，边界清楚，形态规则。内部由于囊泡开始退变，多子囊结构内可见从囊壁分离的膜片结构漂浮其中，或囊壁破裂塌陷，子囊大小不一，形态呈椭圆形、月牙形、三角形等不规则囊性结构，是 CE Ⅲ a 的特征性表现，图中包虫靠近肝包膜，较易突破肝包膜而破裂，从而导致急性腹膜炎、腹腔包虫等继发性表现

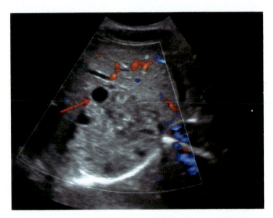

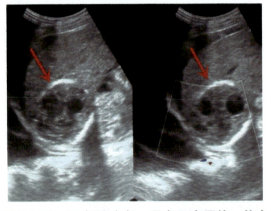

图 3-1-26　肝内有一混合回声团块，内部可见实性回声与小囊泡回声。图中病灶呈 CE Ⅲ b 型，边界清楚，形态规则，后方膈肌可见回声增强效应，囊内多子囊多数退化破裂，致包虫内部回声不均匀，仅可见个别未破裂的子囊呈张力较高的圆形，以及子囊破裂而囊液未完全吸收的小片状无回声区，因此图中大部分呈不均匀实性回声，其内仔细分辨可见有 CE Ⅳ 型 "羊毛球" 征，进一步说明 CE Ⅲ b 型为转向 CE Ⅳ 的过渡型

图 3-1-27　肝右后叶有一混合回声团块，符合 CE Ⅲ b 型声像图（左图）。虽团块大小部分呈实性，而团块边界清楚，形态规则，并且后方还可见增强效应，则可以排除泡型包虫病、肝肿瘤、肝脓肿等病变，并且团块内部可见数个类圆形张力高的小子囊回声，进一步排除囊型包虫病的 CE Ⅳ 型，图中可见包虫囊壁上环形强回声钙化（右图），这可能是病灶自然病程晚期的表现，或者药物治疗后好转的表现

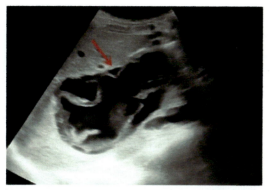

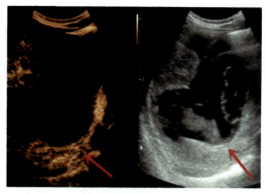

图 3-1-28　肝左叶有一囊性团块，内部可见折叠样分隔，符合 CE Ⅲ a 型囊型包虫病。团块边界清楚，形态欠规则，内部多个囊泡开始退变，多子囊结构内可见从囊壁分离的膜片结构漂浮其中，或囊壁破裂塌陷，内部张力减低，造成整个外壁纤维塌陷。此外，病灶位于肝左叶脏面包膜外，如破裂极易造成腹腔种植，应首选手术治疗。囊型包虫病常用的手术方法有：①肝囊型包虫病外囊完整剥除术；②肝囊型包虫病肝部分切除术；③肝囊型包虫病外囊次全切除术；④改良式肝囊型包虫病内囊摘除术；⑤经皮细针穿刺引囊液术；⑥腹腔镜肝囊型包虫病内囊摘除术；⑦肝移植术

图 3-1-29　肝内有一囊性团块，边界清楚，内部可见不规则分隔，符合 CE Ⅲ a 型囊型包虫病声像图（右图）。图中病灶整体呈囊型，在病灶图像左侧可见实性成分，与肝实质回声相似，且造影图像上呈三期等增强（左图），这是因为该团块内部张力降低，减少对周围肝组织的机械性压迫，周围肝组织凸向病灶方向，部分切面则易呈现为团块内的实性成分。因此，在检查时应仔细扫查，观察病灶全貌，避免错误诊断

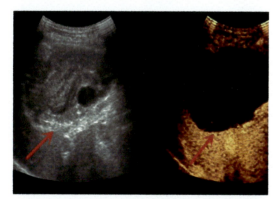

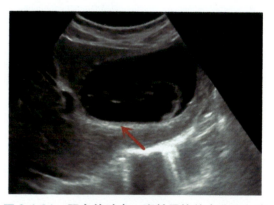

图 3-1-30　肝内有一实性为主的混合回声团块。灰阶图像显示病灶大部分呈实性，易被认为是泡型包虫病，但仔细分辨，其边界清楚，形态规则，内部回声欠均匀，包块后方还可见增强效应（左图），更支持囊型包虫病的诊断。此外，内部可见个别子囊的存在，实性部分可见似"脑回"状，说明此期应是 CE Ⅲ 型向 CE Ⅳ 型转换的过渡阶段 CE Ⅲ b 型，此期包虫仍然具有活性，但活性较低。从超声造影上观察到各时相病灶内部均无强化，且边界清楚，形态规则，外壁上无明显造影剂扩散（右图）

图 3-1-31　肝左外叶有一囊性团块伴有分隔，边界清楚，形态规则，内囊壁脱离，内囊塌陷悬浮于囊液中形成特征性 CE Ⅲ 型"飘带征""水蛇征"。本例病灶靠近包膜，如有各种外力震动、撞击或贯通伤，可能造成包虫囊破裂，若破入腹腔，严重者可导致致死性变态反应

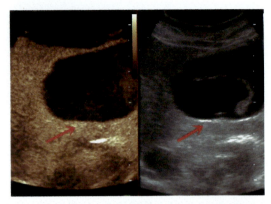

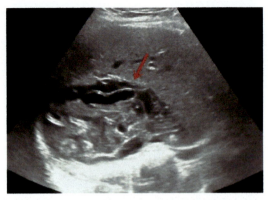

图 3-1-32　肝内有一囊性团块,其内伴有条带状分隔。图中病灶边界清楚,形态欠规则,部分囊壁脱落,继之囊壁塌瘪、收缩内陷、卷曲皱缩,漂游于囊液中,出现"飘带征"(右图),形成特征性的 CE Ⅲ a 型灰阶图像。造影后内部"飘带"无造影剂进入(左图)。需与肝分隔囊肿,肝脓肿后期完全液化等相鉴别。本例病灶隔带纤细,囊液清亮,不随体位改变而有飘动感。肝脓肿造影后囊壁早期周边可见厚薄不均匀增强回声带,脓液浑浊,隔带粗大,形态不规则,隔带上可见造影剂进入

图 3-1-33　肝右叶有一实性为主的混合回声团块。病灶内部大部分呈实性,因原囊泡间有大量纤维组织间隔,囊腔内含黏稠胶状物质,病灶内部因崩解液化,然后塌陷吸收实性变而成。本例包虫病灶周边仍有部分子囊没有破裂、塌陷,为 CE Ⅲ b 型的典型特征,此期包虫仍具有活性,但活性较低,仍需阿苯达唑药物治疗。准确的分型,可为临床的精准治疗提供重要依据

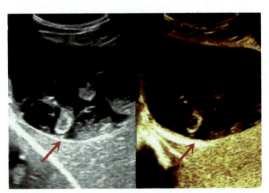

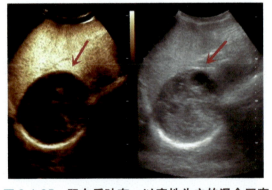

图 3-1-34　肝内有一囊性团块,其内可见碎屑样物质漂浮。其为内囊塌陷、破裂漂浮于囊液中,表现为"水中百合花征""天幕征",囊液浑浊(左图),此型需与细菌性肝脓肿,肝囊腺瘤的诊断相鉴别。在造影过程中包虫内部整体三期均无增强(右图),符合囊型包虫病的造影表现,而细菌性肝脓肿表现为厚壁的囊性病灶,有时囊内可见气-液平面。超声造影:脓肿壁厚壁不规则早期增强。患者全身中毒症状较重,白细胞计数明显升高,包虫病血清学检查多为阴性。而肝囊腺瘤常有向腔内生长的实性壁结节,造影有增强,囊内分隔也可见增强

图 3-1-35　肝右后叶有一以实性为主的混合回声团块,紧邻膈肌,内部可见类圆形囊泡(右图),符合 CE Ⅲ b 型囊型包虫病。团块边界清楚,形态规则,后方可见增强效应,可与肝泡型包虫病、肝肿瘤、肝脓肿等病变相鉴别。超声造影:整体三期均无增强(左图),团块范围无增大,边界清楚,实性部分似乎有造影剂进入。这是一种造影伪像,其原因为纤维含量高的组织(如瘢痕组织、纤维化组织),往往具有较高的声阻抗和密度,在造影图像上表现为黄色的"假增强"。鉴别这种假象的关键点,在于动态观察增强组织是否具有造影剂进入的"流动感"

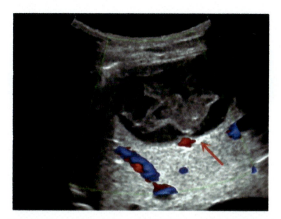

图 3-1-36　肝右叶有一囊性团块，内可见不规则膜状结构，符合 CE3a 型囊型包虫病声像图。病灶子囊几乎完全破裂皱缩，呈类"五角星"形，无完整子囊个体，囊液浑浊，囊壁后方可见回声增强效应，说明内容物为声能衰减少的液性或坏死水肿组织为主。如合并感染，部分患者的症状和体征酷似肝脓肿，局部体征明显，表现为肝大、肝区持续钝痛和叩痛，伴有高热

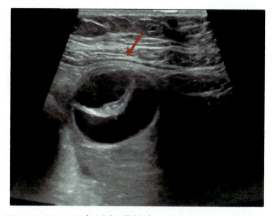

图 3-1-37　肝内近包膜处有一囊性团块，部分凸向包膜外。囊型肝包虫特点之一是具有较为明显的囊壁，壁厚度与囊肿大小及病程有关，多呈均匀性增厚，可达 3 ～ 11mm。囊肿壁从病理上可分为外囊和内囊，外囊为纤维性包膜，内囊由内为生发层、外为角质层的两层结构组成，利用高频探头可显示近肝包膜的病灶外壁边界清楚的纤维囊，由于内囊塌陷悬浮于囊液中形成"飘带征"或"水蛇征"，并能观察到后方的增强回声。由于病灶邻近凸向包膜外，如遇撞击，囊液破入腹腔，可引起急腹症症状

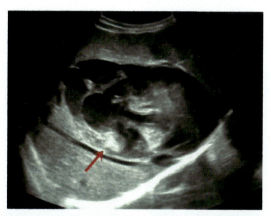

图 3-1-38　肝内有一囊性团块，伴有内部分隔折叠、皱缩，符合囊型包虫病 CE Ⅲ a 型。图中病灶子囊几乎完全破裂皱缩，无完整子囊个体，囊液浑浊，并且团块靠近第二肝门及膈肌等重要结构，随着肝脏内病灶囊肿的增大和对寄生的器官及邻近组织器官产生挤压从而出现相应症状。肝顶部包虫长期压迫，可使膈肌抬高，并产生膈肌增厚、粘连、活动受限，而影响呼吸

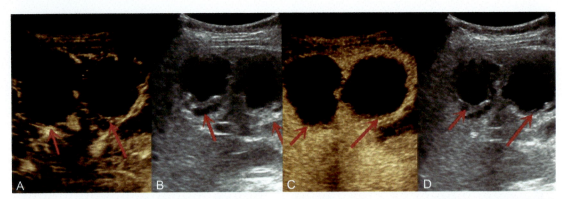

图 3-1-39　肝内有 2 个囊性团块相邻，内部透声欠清亮（图 B、图 D）。从灰阶超声上，尚无法准确分辨 2 个团块的性质，应结合病史等实验室检查。如有发热症状、白细胞升高，可能为肝脓肿；如果有肿瘤标志物升高，可能为肝肿瘤；如有疫区生活史，则可能是包虫 CE Ⅲ 型，或较大的 AE 伪囊型，病灶中心部因缺血坏死、液化，形成形态不规整的坏死液化空腔。超声造影有助于进一步鉴别，造影后 2 个团块边界清楚，形态规则，内部三期均无造影剂进入，团块之间的组织与周边正常肝组织呈同步增强（图 A、图 C），说明图中 2 个团块都是 CE Ⅲ 型包虫，而两者之间的均匀等回声是正常肝组织。而 AE 伪囊型，造影典型表现为动脉早期至门静脉晚期病灶周边出现"边框样"强化，内部无强化，呈"黑洞征"。肝癌超声造影后团块呈"快进快出"表现

5. CE Ⅳ 型（实变型）　病变有清楚的包膜，与周围肝组织分界明确，壁多不规则，内部呈强弱相间的杂乱回声，呈"脑回征""羊毛球征"，较少出现无回声区，后方回声增强。见图 3-1-40 ～图 3-1-60。

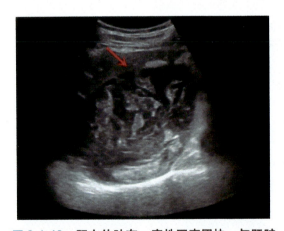

图 3-1-40　肝左外叶有一实性回声团块，与肝脏分界清楚，可见增厚假包膜，形态规则，内部回声杂乱，散在点状钙化灶，后方回声增强，团块向肝脏下缘凸出。超声提示：病灶内退化坏死，囊液吸收呈实性回声灶

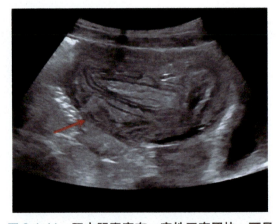

图 3-1-41　肝内胆囊旁有一实性回声团块，可见增厚假包膜与周围组织分界清楚，形态规则，内部回声杂乱，呈典型的"脑回征"改变。病理生理变化为内囊破裂，囊壁折叠收缩，继之坏死溶解呈干酪样改变

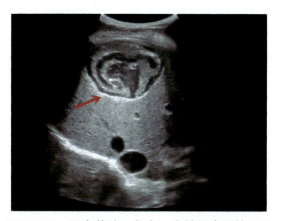

图 3-1-42 肝右前叶下段有一实性回声团块，边界清楚，假包膜厚薄不均，形态呈类圆形，病灶内部回声杂乱，呈"脑回征"改变伴有散在点状强回声灶；囊型肝包虫呈膨胀性生长，挤压周围肝组织使其变性纤维化形成厚薄不均的假包膜

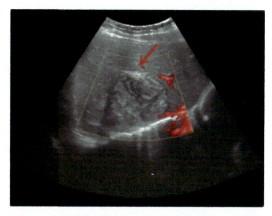

图 3-1-43 肝右后叶有一实性回声团块，边界清楚，部分假包膜增厚伴点状高回声钙化，侧壁伴有浅声影，形态规则，内部回声杂乱，呈"脑回征"改变。彩色多普勒超声：团块内部无血流信号，提示病灶内囊破裂退化，囊内液体吸收实变，可与肝癌等肿瘤性病变相鉴别

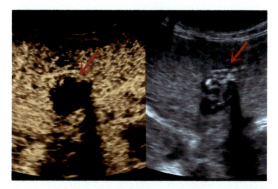

图 3-1-44 肝左外叶下段有一实性团块，边界清楚，侧壁可见声影，形态规则，内部回声不均匀伴有小片状高回声钙化灶（右图）。超声造影：团块与周围肝组织分界清楚，团块内三期无增强（左图），提示 CE 病灶内部无血供的特征，能较准确区别于其他肝内炎性病灶及肿瘤性病灶

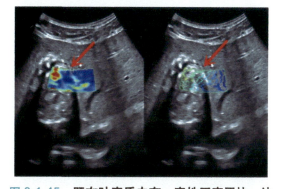

图 3-1-45 肝右叶实质内有一实性回声团块，边界清楚，假包膜厚薄不均伴有点状高回声钙化灶，形态规则。其内部回声不均匀，伴有散在点状高回声灶，肝中静脉受压变细，弹性成像团块周围肝组织硬度值增高（左、右图）。这与包虫膨胀性生长导致周围肝组织机械性压迫有关

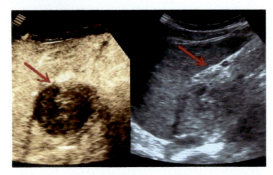

图 3-1-46 肝右叶实质内有一实性团块，边界清楚，形态规则，其内部回声杂乱（右图）。超声造影：团块内部未见明显增强（左图），该病灶内部显示黄色增强区域，实际是病灶中钙化或纤维组织反射更多超声波，经过超声造影图像后处理技术呈现的假"黄色"现象。区别"真增强"和"假增强"的重要鉴别点为动态观察增强组织是否具有"流动感"

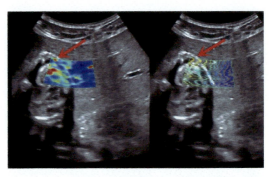

图 3-1-47 肝右叶内实质内有一实性团块，边界清楚，周缘伴有点条状高回声钙化灶，形态规则。其内部回声不均匀，散在点状强回声灶及少量无回声暗区，弹性成像显示病灶周围肝组织硬度增高比正常肝组织硬度高（左图为弹性成像彩色编码图，右图为剪切波传播示意图），提示病灶周围肝组织受压变性

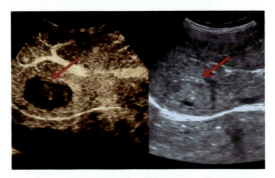

图 3-1-48 肝右后叶有一实性病灶，边界不清楚，形态不规则，其内部回声不均匀伴有点状高回声钙化灶（右图）。超声造影：病灶与周围肝组织分界清楚，团块内动脉期、门脉期及延迟期均无增强（左图），提示超声造影能清楚地显示二维声像图病灶的边界、形态及内部血供情况

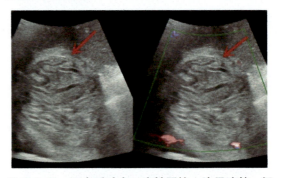

图 3-1-49 肝右后叶有一实性团块，边界清楚，假包膜增厚，形态规则，内部回声杂乱，呈"脑回征"改变（左图）。彩色多普勒超声：探及团块周边点状血流信号，其内部未见血流信号（右图），包虫因呈膨胀性生长挤压周围正常肝组织，使其萎缩或变性，其外纤维组织增生明显，形成一层较厚的纤维性外囊

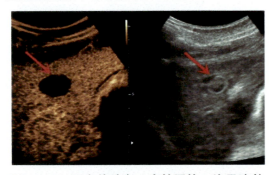

图 3-1-50 肝左外叶有一实性团块，边界清楚，形态规则，其内部回声杂乱（右图）。超声造影：团块内动脉期、门脉期及延迟期无增强（左图），提示团块内部未见血流供应，与肝血管瘤呈周边结节状向心性增强模式不同

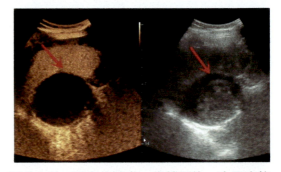

图 3-1-51 肝左外叶有一实性团块，边界清楚，形态规则，其内部回声不均匀，向左肝下缘凸出，后方回声增强（右图）。超声造影：团块内动脉期、门脉期、延迟期均未见增强（左图），团块内部无血流，团块突出于肝外，可能对周围脏器产生压迫，引起患者上腹部不适等症状

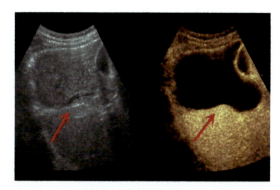

图 3-1-52 肝左内叶与肝右前叶胆囊旁有一实性团块，边界清楚，形态不规则，内部回声不均匀，其内可见一条带状低回声带（左图）。超声造影：团块内动脉期、门脉期、延迟期均无增强（右图），提示团块内部条带状低回声带为包虫内囊塌陷囊壁

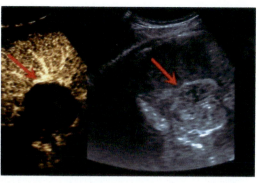

图 3-1-53 肝右后叶有一实性团块，边界清楚，形态规则，内部回声不均匀（右图）。超声造影：团块周边及内部动脉期、门脉期及延迟期均未见增强（左图），区别于肝血管瘤周边结节状向心性增强模式

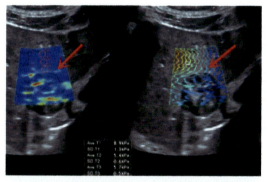

图 3-1-54 肝右实质内有一实性团块，边界清楚，形态规则，内部回声不均匀，伴有散在点状高回声灶（右图）。弹性成像显示邻近团块的肝组织，其硬度值大于远离团块肝组织（左图），提示团块机械性挤压周围组织，导致团块周围肝组织受压变形

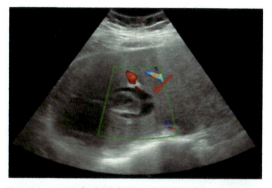

图 3-1-55 肝右实质内有一囊实性团块，边界清楚，形态规则，内部回声不均匀，其内可见实性结节及液性暗区。彩色多普勒超声：团块内实性结节未见血流信号，团块内实性结节为包虫内囊壁破裂、皱缩形成，液性暗区为未完全吸收的内囊囊液

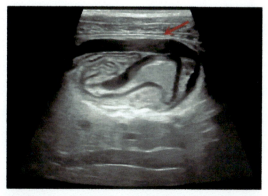

图 3-1-56 肝左叶可见一囊实性团块，边界清楚，形态规则，内部实性部分回声不均匀，呈"脑回征"，无回声区透亮清亮，后壁可见增强效应。病理生理变化为内囊壁破裂，折叠收缩，继之坏死、溶解呈干酪样变，内囊液流出于外囊内，使用高频线阵探头可以更加清晰地显示团块周边及内部结构情况

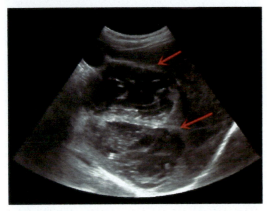

图 3-1-57　肝右叶有 2 个囊实性回声团块，与肝脏分界清楚，形态规则，内部回声不均匀，伴有少量无回声暗区，后方回声增强。病灶内囊壁破裂、折叠，继之坏死、溶解，囊液不完全吸收形成囊实性团块，需与肝脓肿相鉴别

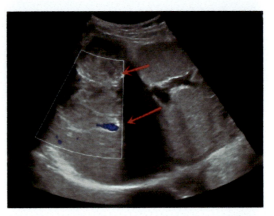

图 3-1-58　肝右叶有一实性回声团块，边界清楚，囊壁厚回声增强，形态规则，内部回声不均匀。彩色多普勒超声：病灶内短条状血流信号，提示包虫膨胀性生长压迫周围血管

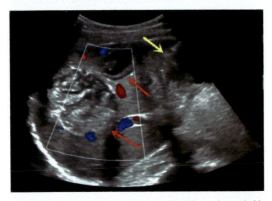

图 3-1-59　肝内有一多发实性团块，边界清楚，壁厚伴有点状强回声钙化灶，形态规则。内部回声不均匀，部分病灶内部呈"脑回征"，部分病灶内部呈囊实性。提示肝囊型包虫病在肝内生物学病程是一个连续变化的过程，即使同一影像学分型，病灶内部回声表现也不完全相同

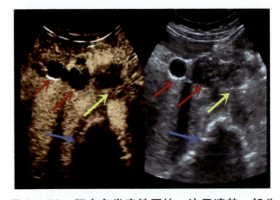

图 3-1-60　肝内多发实性团块，边界清楚，部分壁厚伴有点状强回声钙化灶，部分壁厚伴有圆弧形强回声钙化灶，团块形态规则。内部回声不均匀，提示肝囊型包虫病在肝内生物学病程是一个连续的变化过程，部分病灶为 CE Ⅳ型（红色长箭头、黄色箭头），部分病灶为 CE Ⅴ型（红色短箭头、蓝色箭头）

　　6. CE Ⅴ型（钙化型）　钙化可出现在病灶内部，表现为强回声斑块，也可以囊壁出现钙化，表现为环状或"蛋壳样"强回声，后方回声衰减，病灶内部结构显示不清。见图 3-1-61 ～图 3-1-81。

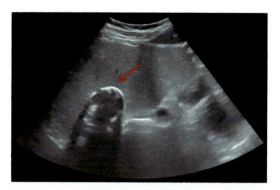

图 3-1-61 肝右后叶有一实性团块，边界清楚，囊壁增厚，呈环形强回声灶，形态规则。内部回声不均匀，后方伴有宽大声影，提示因病程较长或药物治疗后细粒棘球蚴病灶失去活性，团块外囊纤维化后伴有钙盐沉积、钙化，形成"蛋壳样"强回声

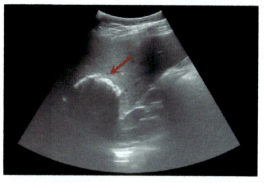

图 3-1-62 肝右后叶实质内有一实性团块，边界清楚，囊壁厚薄不均，呈环形强回声。后方伴有宽大声影，形态规则，内部回声因声影显示不清。CE V 型因病程较长，囊壁环状钙化，病灶无生物学活性

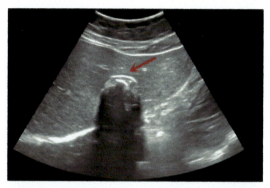

图 3-1-63 肝左内叶有一实性团块，边界清楚，囊壁呈弧形强回声，形态规则。内部回声不均匀，其内见片状强回声灶，后方伴有宽大声影。CE V 型外囊壁及其内结构钙化，超声造影提示病灶病程较长，内无活性

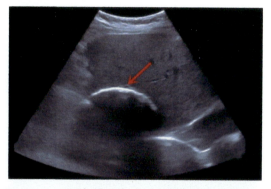

图 3-1-64 肝右后叶有一弧形强回声钙化灶，呈连续状，壁厚，后方伴有宽大声影，导致门静脉分支受压变形。超声造影：厚弧形钙化灶为病灶外囊钙化后形成，且无生物学活性，超声波无法穿透钙化灶，导致钙化灶后方病灶无法显示

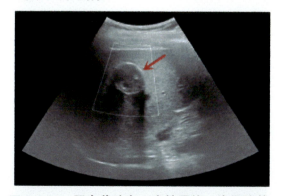

图 3-1-65 肝右前叶有一实性团块，边界清楚，呈圆形强回声灶，形态规则，内部回声杂乱，后方伴有宽大声影。彩色多普勒超声：团块内部无血流信号，提示包虫病病程长，其外囊由于纤维化后钙盐沉着，导致呈圆弧形的壁钙化，内部无血流信号，病灶无活性

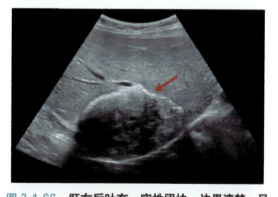

图 3-1-66 肝右后叶有一实性团块，边界清楚，呈弧形强回声钙化灶，形态规则。内部回声杂乱，散在点状钙化灶，弧形钙化灶后方伴有宽大声影，团块压迫门静脉右支。CE V 型囊壁钙化被认为是无活性的病灶，它可能是病灶自然转归或者药物治疗后好转的表现，声像图表现为囊壁厚伴圆弧形钙化

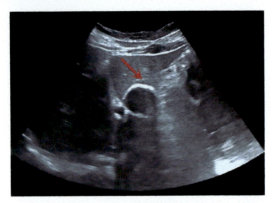

图 3-1-67 肝左外叶紧邻门静脉左支有一实性团块，边界清楚，呈圆形强回声钙化，形态规则。内部回声不均匀，后方伴有宽大声影，提示病灶几乎全部为钙化成分，无生物学活性

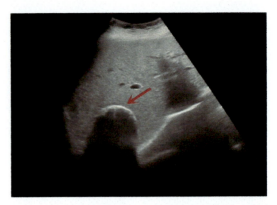

图 3-1-68 肝右后叶有一圆弧形强回声灶，后方伴有宽大声影，与肝实质分界清楚，宽大声影遮挡后方病灶内部结构使其无法显像，囊壁厚伴圆弧形钙化为 CE V 型的特征性表现

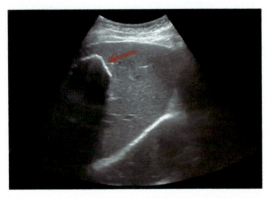

图 3-1-69 肝右前叶有一圆弧形强回声钙化灶，后方伴有宽大声影，与肝实质分界清楚。超声造影提示该病灶为无活性的 CE V 型。当包虫囊平均直径小于 5cm、无并发症、无活性，且未压迫重要解剖结构的肝囊型包虫病病灶，不适用于手术治疗

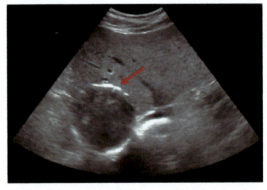

图 3-1-70 肝右后叶上段有一实性团块，边界清楚，部分边界呈弧形强回声钙化灶，形态规则，呈椭圆形。内部回声不均匀，团块部分凸出肝包膜外，使用凸阵探头，调整深度对深部病灶有更加全面的显示

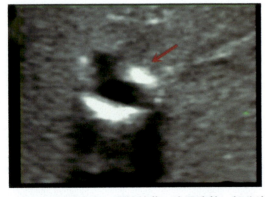

图 3-1-71 肝内有一囊性结节，边界清楚，部分边界呈弧形回声，部分边界呈双壁样改变，形态规则，内部回声不均匀。"双壁征"提示该结节为肝囊型包虫，通过局部放大功能更能显示病灶的细节

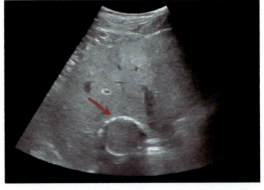

图 3-1-72 肝右后叶上段有一实性团块，边界清楚，呈圆弧形回声，形态规则。内部回声不均匀，后方伴有浅声影，囊壁厚伴有圆弧形钙化为 CE V 型的特征性表现

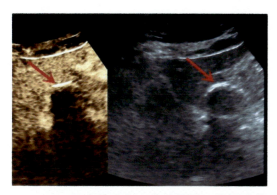

图 3-1-73　肝左外叶有一实性团块，边界清楚，囊壁厚伴圆弧形强回声，形态规则，内部回声不均匀，后方伴有宽大声影（右图）。超声造影：团块三期均呈无增强（左图），超声造影能更加精准地显示病灶无血供

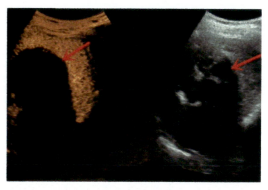

图 3-1-74　肝右叶有一实性团块，边界不清楚，部分边界呈弧形强回声，内部回声不均匀，后方伴有宽大声影（右图）。超声造影：团块内三期均呈无增强（左图），团块与周围肝组织分界清楚，提示对部分二维灰阶声像图显示不清楚病灶，超声造影能弥补灰阶显示的不足

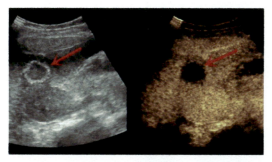

图 3-1-75　肝左叶有一实性团块，边界清楚，囊壁厚伴有点状强回声，形态规则，内部回声不均匀（左图）。超声造影：团块内三期均呈无增强，团块周边呈不均匀低增强（右图）。对疑似 CE V 型钙化壁不完全团块，通过超声造影及血清学检查能进一步诊断及鉴别诊断

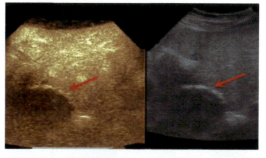

图 3-1-76　肝右后叶有一实性团块，边界清楚，囊壁厚薄不均，呈圆弧形强回声，后方伴有宽大声影，形态规则，内部回声因声影显示不清（右图）。超声造影：团块内部三期无增强（左图）。CE V 型囊壁的圆弧形钙化提示其无生物学活性

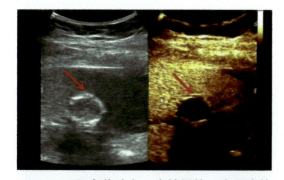

图 3-1-77　肝右前叶有一实性团块，边界清楚，囊壁厚伴有弧形强回声，形态规则，内部回声不均匀（左图）。超声造影：团块内部动脉期、门脉期、延迟期均无增强（右图），使用超声造影能更清楚地了解病灶内部及周边血流情况

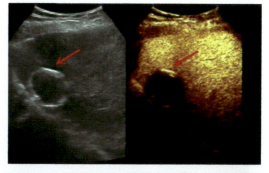

图 3-1-78　肝左叶有一实性回声团块，边界清楚，呈圆弧形强回声，形态规则，内部回声显示不清（左图）。超声造影：团块内部动脉期、门脉期、延迟期均无增强（右图），血流灌注为生物生存与代谢的基础，超声造影能进一步提供病灶内部血流情况

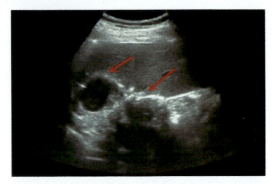

图 3-1-79　肝内有多个不均质回声团块，边界较清，边界及内部散在点条状强回声，形态不规则，内部回声不均匀，提示肝内多发 CE Ⅴ 型。病灶在二维灰阶图像与其他占位性病存在相似，可通过超声造影方法进行鉴别

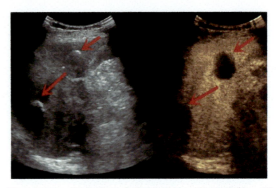

图 3-1-80　肝内有 2 个实性团块，边界清楚，囊厚壁伴有点状及圆弧形强回声，形态规则，内部回声不均匀（左图）。超声造影：团块内部动脉期、门脉期、延迟期均无增强（右图），提示病灶内部无血供特征。超声造影有助于其与肿瘤性病变相鉴别

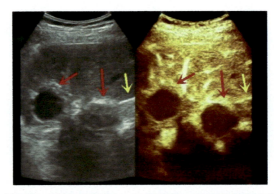

图 3-1-81　肝内有多发实性团块（图中各箭头），边界清楚，呈厚壁伴有点状及圆弧形强回声，部分团块形态不规则，内部回声不均匀（左图）。超声造影：团块内部动脉期、门脉期、延迟期均无增强（右图），在周围增强的肝实质中呈"黑洞征"。超声造影有助于清楚地显示每个团块的形态及生物学边界

7. 混合型　肝囊型包虫病不同亚型可同时伴发，也可合并肝泡型包虫病，以及肝脏其他良恶性占位性病变。见图 3-1-82 ～ 图 3-1-89。

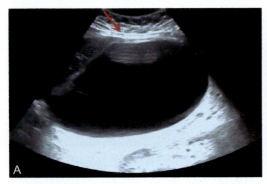
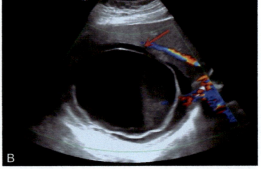

图 3-1-82　肝实质内有一巨大囊性团块，大致呈椭圆形，张力高，突向外侧，周围肝组织受压，边界清楚，囊壁薄且光滑，囊液呈均匀无回声，后方回声增强。结合患者有疫区生活史，提示早期 CE0 型（图 A），需结合血清学检查。肝实质内可见另一较大囊性团块，大致呈椭圆形，周围肝静脉受压，可见脱落的内囊，形似"飘带征"（图 B）。超声诊断：囊型包虫病 CE Ⅲ 型

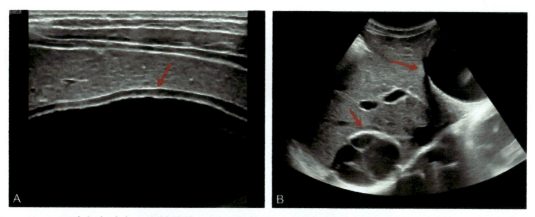

图 3-1-83　肝脏左内叶有一囊性团块（图 B 长箭头），呈椭圆形，边界清楚。高频超声：囊壁呈双层且较光滑（图 A），囊液呈均匀无回声，后方回声增强。超声诊断征象确定，提示 CE Ⅰ 型。肝右后叶包膜下可见另一囊性团块（图 B 短箭头），呈椭圆形，边界清楚，囊壁稍厚，呈双层，可见数个子囊及隔膜，似呈"轮状征"，提示囊型包虫病 CE Ⅱ 型可能。需与肝脏囊腺瘤、复杂性囊肿相鉴别，超声造影有助于鉴别诊断

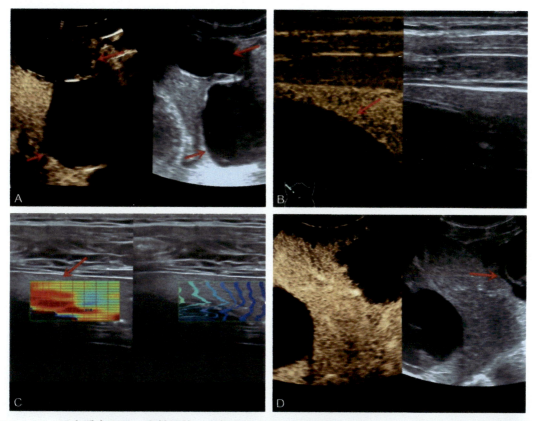

图 3-1-84　肝实质内可见一囊性团块，呈椭圆形单囊，边界清楚（图 A 右）。高频超声：囊壁呈双层，囊液呈均匀无回声，后方回声增强（图 B 右）。超声造影：囊壁及囊内均无异常增强（图 A 左、图 B 左），弹性成像显示该团块周围肝组织受压硬度增高（图 C）。超声诊断征象提示 CE Ⅰ 型。肝实质内另见一囊性团块，大致呈椭圆形，囊内似可见脱落的内囊（图 D 右），形似"飘带征"。超声造影囊壁及囊内均未见增强（图 D 左），超声诊断：囊型包虫病 CE Ⅲ 型

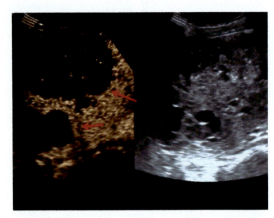

图 3-1-85　肝右叶包膜下有一囊性团块，形态欠规则，边界清楚，囊内可见数个子囊及隔膜，内部呈不均匀无回声，似呈"轮状征"。超声造影：囊壁及囊内均无增强，提示囊型包虫病 CE Ⅱ 型。肝右叶另见一较大不均质回声团块，形态欠规则，边界较清，内部回声不均匀，似呈"脑回征"，内囊退化，周围肝组织及肝静脉受压（右图）。超声造影：团块内部实性部分未见明显增强（左图）。超声诊断：囊型包虫病 CE Ⅳ 型可能性大

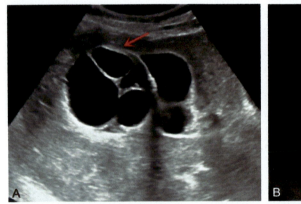
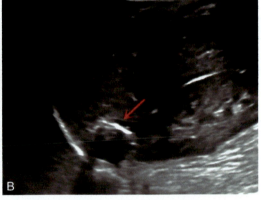

图 3-1-86　肝实质内可见一囊性团块，大致呈圆形，边界清楚，囊内可见多个子囊及隔膜，内部呈均匀无回声，似呈"轮状征"（图 A），后方回声增强，周围肝组织、门静脉分支及胆囊受压。超声诊断征象：囊型包虫病 CE Ⅱ 型的可能性大。肝实质内另见一低回声团，大致呈圆形，边界清晰，团块近场边缘可见弧形钙化，后方可见声影（图 B）。超声诊断：囊型包虫病 CE Ⅴ 型

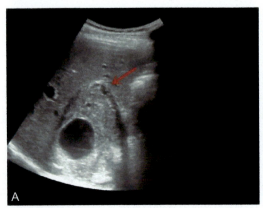
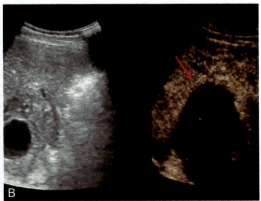

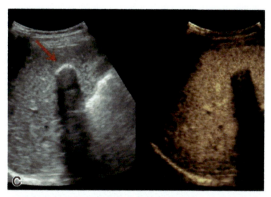

图 3-1-87 肝实质内可见一囊实性团块，大致呈椭圆形，边界清晰，壁厚薄不均，部分呈"双层壁"表现，内部以等回声实性成分为主，含子囊，周围肝组织及肝静脉受压（图A、图B左）。超声造影：其内实性成分未见增强（图B右）。超声诊断征象：囊型包虫病 CE Ⅲ型。肝实质内另见一低回声结节，大致呈椭圆形，边界清晰，团块近场边缘可见弧形钙化，后方伴有声影（图C左）。超声造影：结节内未见增强（图C右）。超声诊断：囊型包虫病 CE Ⅴ型

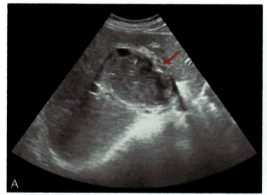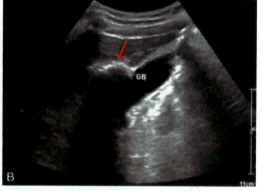

图 3-1-88 肝实质内可见一混合回声团块，大致呈椭圆形，边界清晰，囊壁厚薄不均，部分呈双层改变。内部以等回声为主，其内可见一较小子囊，子囊呈无回声，该团块压迫肝右静脉及肝中静脉（图A）。超声诊断征象：囊型包虫病 CE Ⅲb型。肝实质内另见一强回声团，呈椭圆形，边界清晰，后方伴有声影，稍凸向胆囊，后方胆管及门静脉受声影影响无法显示（图B）。超声诊断：囊型包虫病 CE Ⅴ型

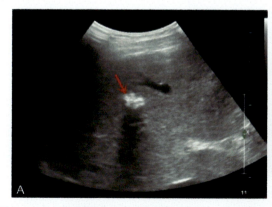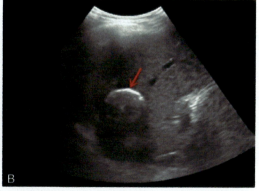

图 3-1-89 肝实质内有一弧形强回声灶，呈类圆形，边界清晰，后方伴有弱声影，似呈"披发征"（图B）。超声诊断：囊型包虫病 CE Ⅴ型。肝实质内另见一强回声灶，由数片强回声聚集而成，呈"叠瓦状"，形态不规则，边界欠清。内部回声不均匀，后方伴有声影（图A）。超声诊断：AE 冰雹型可能性大

8.**手术治疗** 肝囊型包虫病的手术治疗方式主要包括内囊摘除术、外囊完整剥离术、肝部分切除术、内囊摘除加外囊次全切除术、腹腔镜包虫摘除术及根治性肝切除术。选择术式需依据病灶特点和患者状况。对于单发、未破裂的小囊肿，内囊摘除术通常是首选；而对于较大的囊肿，特别是与胆管相通或存在并发症的情况，则采用外囊完整剥离术或肝部分切除术。对于多发病灶或无法安全剥离的囊肿，可采取内囊摘除加外囊次全切除术。腹腔镜手术因其微创性，在合适的病例中也有广泛应用。根治性肝切除术则适用于囊肿较大或位置特殊，难以安全完整切除的情况。见图 3-1-90 ～图 3-1-92。

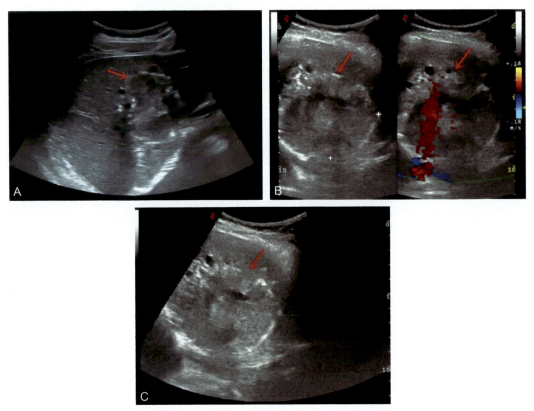

图 3-1-90　术前：于肝实质内可见一厚壁类圆形囊性团块，囊壁以高回声为主，厚薄不均匀，可见小囊泡状回声，与周围肝实质分界清楚，内部以液性暗区为主，液体不清亮，内部另可见实变区与厚壁相连（图 A、图 B 左、图 C）。CDFI：团块内未见明显血流信号（图 B 右）。超声诊断：囊型包虫病 CE Ⅲ型。患者行病灶切除术，术后病理：细粒棘球蚴病

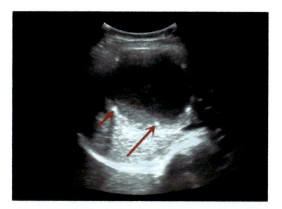

图 3-1-91　术后: 术区可见液性暗区, 液体不清亮, 内见细密点状回声沉积, 边缘与肝组织分界清楚, 可见斑点状强回声, 部分伴有后方声影。结合患者病史, 超声诊断考虑为术后积液, 伴有周围金属夹 (钛夹) 回声 (箭头)。术区积液是术后常见的并发症, 在超声图像上表现为无回声区, 在受到压力时可能发生形变。在某些情况下, 积液中可能含有悬浮物 (如血液中的细胞成分或炎性渗出物), 在超声图像上可能显示为内部有细小回声点。金属钛通常表现为强回声或者高回声, 因为钛的声阻抗远大于人体软组织的声阻抗, 导致强烈的反射并伴随明显的声影效应

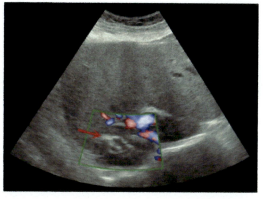

图 3-1-92　本例患者有包虫病病灶切除术病史 4 余年。肝脏实质回声细密增强, 提示脂肪肝背景。于肝右后叶上段近膈肌处可见不规则高回声灶, 内部略呈 "塌陷" 状, 与周围肝实质分界清楚。CDFI: 内未见明显血流信号。结合患者病史, 超声诊断考虑为术后瘢痕可能性大。肝脏手术所致术区可能形成瘢痕组织, 该患者具有较长的手术病史, 随着瘢痕的成熟, 纤维化成分增多, 在超声图像上表现为高回声灶。成熟的瘢痕相较于实体病灶通常形态不规则, 内部无实体病灶相似的 "张力感", 且通常有清晰的边界。彩色多普勒超声不会显示明显的血流信号

二、肝外囊型包虫病

肝外囊型包虫病可发生在人体的多个器官和组织中, 包括但不限于腹腔、肺部、脑部、骨骼和浅表组织等处, 临床症状因个体差异和囊泡生长部位的不同而有所不同, 其超声表现与肝脏囊型包虫病表现相似。见图 3-1-93 ～图 3-1-111。

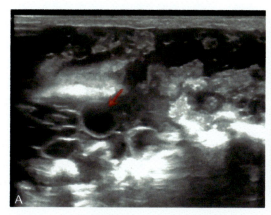
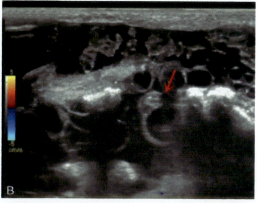

图 3-1-93　本例患者背部皮下可见一不均质回声灶, 边界不清, 形态不规则。其内可见液性暗区及大量囊泡状结构, 囊壁薄, 部分囊内液体回声欠清亮, 该病灶部分区域囊泡聚集呈 "蜂房征" (图 A)。彩色多普勒超声: 病灶区域未见明显血流信号 (图 B), 故考虑为背部皮下囊型包虫病 CE Ⅱ型。囊型包虫病 CE Ⅱ型病灶处于活跃状态, 多子囊, 多隔膜, 病灶整体内部超声多表现为不均匀无回声, 根据子囊在母囊中的分布可呈现多个较小的球形光环, 形成 "囊中囊" 影像, 其中 "蜂房征" 或 "车轮征" 为该病灶特征性征象

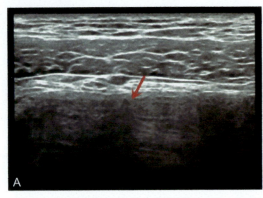
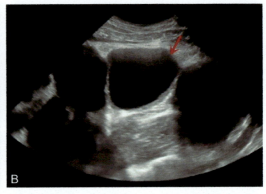

图 3-1-94　患者腹腔内有多个囊性团块聚集，呈"蜂房状"，囊壁薄，囊液尚清亮，后方回声增强（图 B）。高频超声：囊泡为双层囊壁（图 A），故考虑为腹腔囊型包虫病 CE Ⅱ 型。腹腔内囊型包虫病 CE Ⅱ 型应与多囊肾相鉴别，多囊肾多表现为肾脏体积明显增大，肾实质内可见布满大小不等的圆形或类圆形无回声区，内部透声好（合并感染时透声差），后方回声增强，囊腔之间不相通；肾窦回声受囊肿挤压变形，肾窦回声较弥散，甚至显示不清。高频超声：多囊肾囊壁为单层结构，而囊型包虫病 CE Ⅱ 型囊壁为双层结构

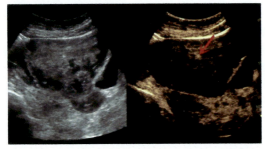
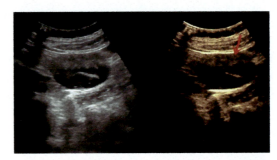

图 3-1-95　患者腹腔内可见一囊性团块，囊壁薄，囊液不清亮，内见"细沙样"点状强回声（左图），邻近膀胱呈受压征象。超声造影所示囊内未见显影剂进入（右图），故考虑为囊型包虫病 CE Ⅳ 型。图中所示病灶中央区可见点状高回声，超声造影显示中央也可见"显影"，这是由于超声造影使用造影剂（微泡）来增强血流或组织的回声信号。为区分增强区域，通常会使用彩色编码技术。黄色通常用于代表增强的区域，但某些组织天然具有高回声特性，能够反射更多的超声波。即使没有造影剂，这些组织也可能在图像中表现为强烈的回声信号，被错误地显示为高增强，通过动态观察可轻易鉴别

图 3-1-96　患者腹腔内有一囊性团块，囊壁薄，囊液不清亮，内见"飘带状"结构，后方回声增强（左图）。超声造影所示囊内未见显影剂进入（右图），故考虑为囊型包虫病 CE Ⅲ 型。"飘带状"结构，是由于内囊破裂后，囊液进入内、外囊间，内囊壁由外囊壁脱落，同时内囊壁收缩内陷，卷曲皱褶，漂游于囊液中所形成。超声检查显示为病灶中央部分囊壁为高回声，是由于病灶该处本身为强反射区域，而并非有造影剂进入，通过动态观察可轻易鉴别

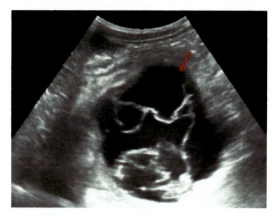

图 3-1-97　患者左上腹腔内可见一囊性团块，大致呈椭圆形，内部张力较低，部分囊壁向内凹陷，囊壁薄，囊内可见"飘带状"结构，后方回声增强，故考虑为腹腔囊型包虫病 CE Ⅲ型。囊型包虫病 CE Ⅲ型由于内囊破裂后，囊液进入内、外囊壁间，出现"套囊征"；若部分囊壁由外囊壁脱落，则表现为"天幕征"，继而内囊壁收缩内陷，卷曲皱褶，漂游于囊液中，出现"飘带征"，这些均为 CE Ⅲ型的特征性征象

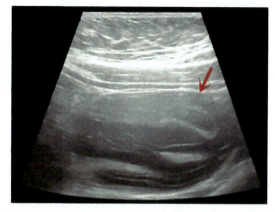

图 3-1-98　患者左下腹腔内高频超声所示一椭圆形囊性团块，囊壁薄，内见少量囊液，囊液不清亮，内囊壁破裂，内外囊壁分离，内囊壁收缩折叠卷曲，呈强弱相间的"脑回征"，故考虑为腹腔囊型包虫病 CE Ⅳ型。囊型包虫病 CE Ⅳ型病灶呈不活跃状态，棘球蚴囊逐渐退化衰亡，子囊消失，内囊退化实变，囊液吸收，囊壁折叠收缩。超声检查显示强弱相间的"脑回征"为其特征性表现

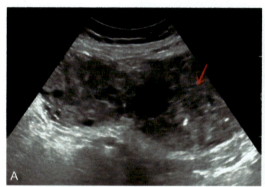

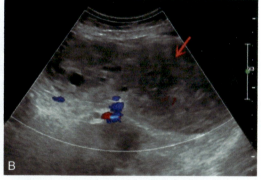

图 3-1-99　上腹腔内可见 2 个囊性团块，呈"哑铃"状相连，囊壁薄，囊内回声不清亮，内见实性区域与小片状液性暗区间杂呈"奶酪"状，部分区域后方回声增强，病灶周边组织呈推挤受压声像（图 A）。彩色多普勒超声：病灶内部未见血流信号，病灶边缘邻近组织内仅少部分区域可见点条状血流信号（图 B），故考虑为腹腔囊型包虫病 CE Ⅳ型。囊型包虫病 CE Ⅳ型病灶呈不活跃状态，棘球蚴囊逐渐退化衰亡，囊液吸收，囊壁折叠收缩，继而坏死溶解呈干酪样变。超声检查显示回声强弱相间的"脑回征"为 CE Ⅳ型的特征性声像

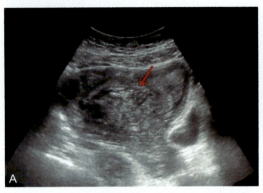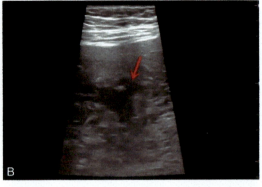

图 3-1-100　患者下腹腔可见一不均质实性团块，边界较清，形态欠规则，内回声不均匀，中央区域呈强弱相间的"脑回征"，邻近膀胱呈受压声像（图 A）。高频超声所示下腹腔病灶呈混合回声，病灶周边呈"奶酪"状改变，病灶中心可见片状液性暗区（图 B），故考虑为腹腔囊型包虫病 CE Ⅳ 型。囊型包虫病 CE Ⅳ 型病灶棘球蚴囊逐渐退化衰亡，子囊消失，内囊退化实变，而囊液目前还未完全被吸收，病灶超声检查表现为囊实相间的混合回声

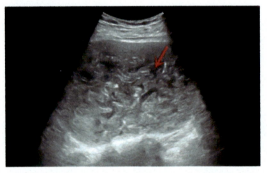

图 3-1-101　患者下腹腔另见一不均质实性团块，边界较清，形态规则，大致呈椭圆形，内回声不均匀，病灶总体呈强弱相间的"脑回征"，故考虑为腹腔囊型包虫病 CE Ⅳ 型。囊型包虫病 CE Ⅳ 型病灶棘球蚴囊逐渐退化衰亡，子囊消失，内囊退化实变，囊壁皱缩，囊液被完全被吸收，病灶超声表现为强弱相间"脑回征"，此为 CE Ⅳ 型病灶特征性征象

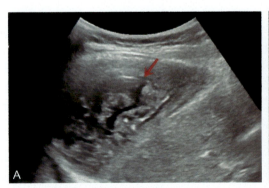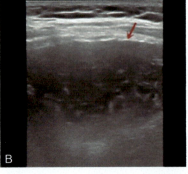

图 3-1-102　患者腹部超声所示右上腹腔肝脏包膜外有一混合回声团块，边界较清，形态尚规则。内回声不均匀，可见液性暗区与团絮状回声间杂，邻近肝组织呈受压推挤现象（图 A）。高频超声检查所示肝包膜外探及一混合回声团，以液性暗区主，液体回声不清亮，内见絮状回声（图 B），故考虑为肝包膜外囊型包虫病 CE Ⅳ 型。囊型包虫病 CE Ⅳ 型病灶呈不活跃状态，棘球蚴囊逐渐退化死亡，子囊消失，内囊退化实变，而目前囊液吸收相对较少。超声检查表现为囊内以液性暗区为主，液体内见絮状回声

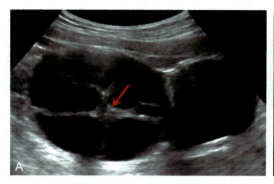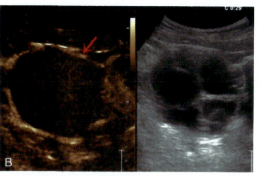

图 3-1-103 患者腹部超声所示下盆腔有一囊性团块，囊壁薄，部分边缘囊壁可见"双层征"样改变，囊液尚清亮，其内可见条状分隔，呈"车轮征"，邻近膀胱稍受压推挤（图 A、图 B 右）。超声造影所示外囊壁呈环状增强，内囊壁及囊内分隔无增强（图 B 左），故考虑为盆腔囊型包虫病 CE Ⅱ型。囊型包虫病 CE Ⅱ型病灶呈活跃状态，多呈单囊，囊壁可见"双层征"样改变，囊内多子囊，多隔膜。超声检查表现为"车轮征"或者"蜂房征"为其特征性声像。超声造影可以观察到囊内无增强，这表明 CE Ⅱ型病灶的子囊是受到母囊屏障"保护"的。由于保护此类病灶的用药效果较差，口服的药物经血液很难进入有活性的子囊内，这也是此类病灶超声造影的意义

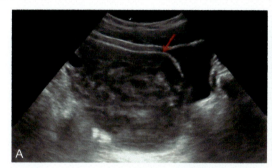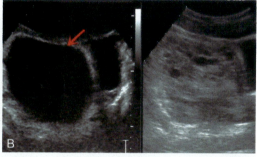

图 3-1-104 患者腹部超声所示下腹腔有一不均质实性团块，边界较清，形态规则，大致呈椭圆形，内回声不均匀，部分可见少许散在类圆形液性暗区，部分区域呈回声强弱相间的"脑回征"，邻近膀胱呈受压声像（图 A、图 B 左）。超声造影：外囊壁呈环状增强，囊内无增强（图 B 右），故考虑为腹腔囊型包虫病 CE Ⅳ型。这是由于囊型包虫病 CE Ⅳ型病灶棘球蚴囊逐渐退化衰亡，子囊消失，内囊退化实变，部分区域囊液被完全吸收，内囊壁折叠收缩，超声检查显示为回声强弱相间的"脑回征"，而部分区域囊液未被完全吸收。超声检查表现为实性区域与液性暗区间杂的"奶酪状"

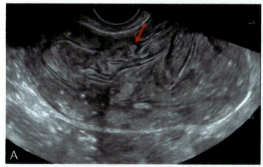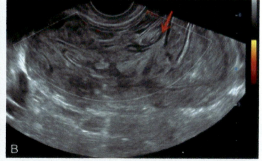

图 3-1-105 患者腹部超声所示下腹腔有一囊性团块，囊内回声不均匀，可见强弱相间的"脑回征"（图 A）。彩色多普勒超声：病灶内及周边未见明显血流信号（图 B），故考虑为肾囊型包虫病 CE Ⅳ型。囊型包虫病 CE Ⅳ型病灶呈不活跃状态，棘球蚴囊逐渐退化衰亡，囊液吸收，囊壁折叠收缩。超声检查：回声强弱相间的"脑回征"，此为 CE Ⅳ型病灶特征性征象。同时临床超声检查时应巧妙运用各类设备观察病灶，此病灶是运用阴道超声探头检查腹腔病灶，阴道超声探头较腹部超声探头具有更高的分辨率，扇形扫查范围更大，对于相对较大且较表浅的病灶可显示更加完整

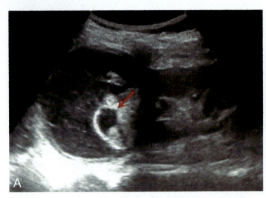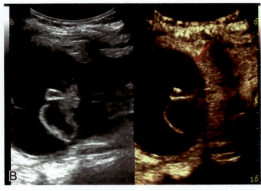

图3-1-106　患者左肾上份实质内可见一囊性团块，大致呈椭圆形，囊壁薄，囊液不清亮，见细沙样点状强回声，囊内可见"飘带状"结构（图A、图B左），后方回声增强，邻近肾实质呈受压征象。超声造影：皮质期、髓质期及延迟期均未见强化（图B右），故考虑为肾囊型包虫病CE Ⅲ型。肾包虫病通常发生于单侧，且多为单发病灶。通常患者无症状，多为检查中无意发现，当病灶长大压迫周围组织或囊肿破裂时，可表现为肾区胀痛、无痛性血尿、肾绞痛等非特异性症状。棘球囊尿是唯一的特异性症状，即尿中可出现典型的葡萄皮样物质，但仅发生在极少数囊肿破入集合系统的患者中，目前肾包虫病主要依靠影像学方法来进行诊断

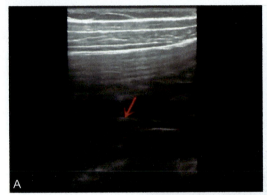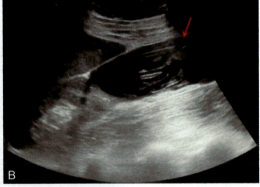

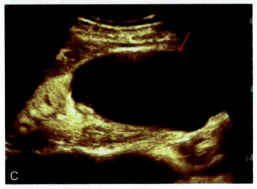

图3-1-107　患者右肾下份实质旁可见一实性团块，大致呈椭圆形，边界清楚，形态规则。其内回声不均匀，呈强弱相间的"脑回征"，邻近肾实质呈受压声像（图B）。高频超声可见团块内排列较规则的强弱相间的条状强回声（图A）。超声造影显示团块皮质期、髓质期及延迟期均未见强化（图C），故考虑为肾囊型包虫病CE Ⅳ型。当肾包虫没有发生囊肿破裂、出血和（或）合并感染时，肾包虫的超声表现与肝包虫的表现类似。囊型包虫病CE Ⅳ型时期棘球蚴囊逐渐退化衰亡，囊液吸收，囊壁折叠收缩，超声检查显示为强弱相间的"脑回征"。CE Ⅳ型内实性成分较多时，应与肾脏肿瘤相鉴别，包虫病囊肿的囊内含有收缩折叠的膜状回声，在膜间存在线性液体层，即"脑回征"可有助于鉴别。当两者鉴别比较困难时，可考虑借助超声造影进行进一步鉴别，超声造影显示囊型包虫病CE Ⅳ型均为无增强

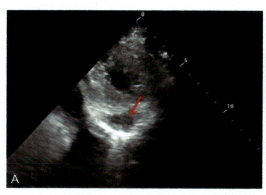
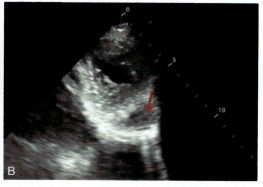

图 3-1-108　患者左心室短轴心尖段下壁及侧壁外可见一囊性结节，囊壁薄，囊液不清亮，内见飘带状稍强回声（图 A、图 B），结合患者病史及血清学检查考虑心包囊型包虫病 CE Ⅲ型。包虫病可发生于人体各个脏器，肝脏是最好发的部位，心包包虫很罕见，仅占全身包虫病的 0.2%。囊型包虫病是由细粒棘球绦虫虫卵感染引起的，虫卵进入冠状动脉后可出现在心脏的任何部位，左心室是病变最常见的部位（75%），其次是右心室（15%），室间隔（5%～9%）、左心房（8%）、心包（8%）、肺动脉（7%）和右心房（3%～4%）。对心功能的影响取决于其位置的浅深、病变的大小、数量及囊肿是否完整有关，因此临床表现差异很大。心包囊型包虫病应与心包囊肿相鉴别，心包囊肿也称间皮囊肿，大多数为单房性，约 20% 为多房性，约 70% 位于右心膈角处，约 80% 位于前纵隔。少数位于中纵隔，呈圆形或半圆形，内部回声均匀，边缘光滑锐利，与心包上不能分离，很少钙化。心包包虫病可发生于心包任何部位，包虫囊壁多见弧形钙化

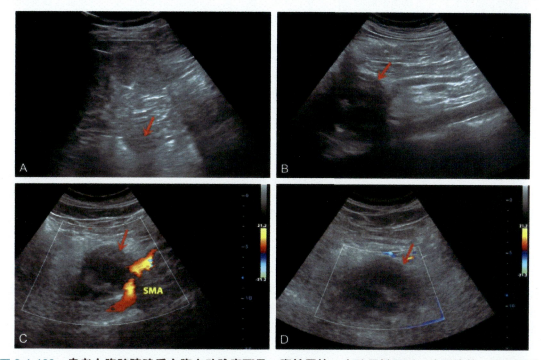

图 3-1-109　患者上腹腔胰腺后方腹主动脉旁可见一囊性团块，大致呈椭圆形，边界清楚，形态规则，囊壁厚薄不均匀，其内回声不均匀，可见条带状分隔，后方回声稍增强，邻近肠系膜上动脉呈稍受压推挤现象（图 A、图 B）。彩色多普勒超声: 该囊性团块内未见明显血流信号，其周边可见点条状血流信号（图 C、图 D），故考虑为囊型包虫病 CE Ⅲ型。包虫病在肝、肺脏器多发，其他脏器临床上少见。主要由于绦虫卵通过粪 - 口途径传播，在消化液作用下六钩蚴脱壳而出，穿过肠黏膜进入门静脉系统，大多数停留在肝脏生长成肝包虫囊肿。少数六钩蚴经过门静脉系统入肝静脉随血流进入心脏而入肺，经肺过滤后停留在肺内发展成为肺包虫，有很少部分经体循环散布到全身其他地方。单纯腹膜后包虫十分少见，多合并肝、肺包虫等，容易发生误诊。腹膜后包虫早期无典型的症状和体征，压迫周围组织时可发生相应症状

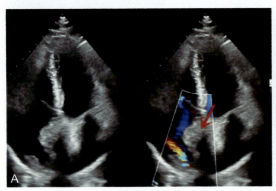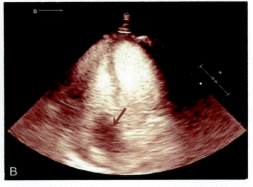

图 3-1-110　患者超声心动图所示右心房内可见一不均质实性结节附着于房间隔，与房间隔分界不清，向右心房内凸起，大致呈椭圆形，内部呈不均匀高回声（图 A 左）。彩色多普勒超声：邻近区域血流加速呈花色血流（图 A 右）。超声造影：实性结节内无任何显影剂进入（图 B），结节与房间隔分界清楚，故考虑为右心房囊型包虫病 CE Ⅳ 型。原发心房包虫病临床发生率低，细粒棘球绦虫虫卵通过粪-口途径进入消化道，在胃液作用下六钩蚴穿过肠壁经门静脉入血。经肝脏、肺脏毛细血管双重过滤后仍有少数进入体循环，0.5%～5.0% 可进入冠状动脉到达心肌，也可经门脉系统或淋巴系统继而经上、下腔静脉入心肌，最终成包虫囊肿。右心房包虫病临床表现不典型，早期可无明显症状，随着包虫囊壁增大，部分患者可出现胸痛、心悸等症状。少数较大囊肿可导致右心系统回流障碍，造成肝大及双下肢水肿等。部分患者可出现类似瓣膜病的症状，导致心脏扩大。心房包虫病最严重的并发症为囊肿破裂，导致肺、脑或动脉栓塞或出现严重的变态反应等

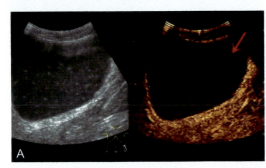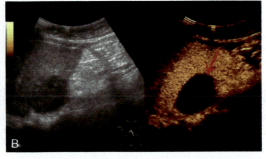

图 3-1-111　患者左肾区有一囊性团块，大致呈椭圆形，囊壁薄，囊液不清亮，内见细沙样点状强回声，后方回声增强，邻近肾实质呈稍受压征象（图 A 左、图 B 左）。超声造影：囊性团块肾皮质期、髓质期及延迟期均未见强化，相邻左肾实质正常强化（图 A 右、图 B 右），故考虑为肾囊型包虫病 CE Ⅱ 型。肾包虫病通常发生于单侧，且多为单发病灶。肾包虫囊肿是细粒棘球蚴侵入肾脏所致，常起自肾皮质，呈膨胀性生长。早期可无任何临床症状，常因体检发现，后期因囊肿增大压迫周围脏器、组织可出现腰酸腰痛等不适；偶有囊肿侵入肾盏，白色粉皮样囊壁及子囊随尿液排出为其特征性症状，包虫囊壁破裂后可引起肾绞痛或血尿、脓尿等尿液改变

　　1. 脾脏　与肝囊型包虫病表现极为相似，表现为脾脏实质内囊性或囊实性类圆形回声，包括单囊型、多子囊型、内囊塌陷型、实变型和钙化型等。

　　2. 肾脏　表现为类圆形的囊性回声区，边界清晰，囊壁较厚，内部回声往往呈现为分格状液性暗区，提示包虫囊内液体和子囊的存在。

　　3. 肾上腺　表现为肾上腺区域的囊性病灶，边界清晰，形态可不规则，与周围正常组织形成鲜明对比。

4. 心脏　表现为心肌或心腔内的占位性病变，压迫或侵犯心脏组织。这些病灶具有清晰的边界和液性暗区，但具体表现可能因病变位置和大小而异。

5. 浅表组织或器官　可表现为不规则的囊性病灶，边界清晰，后方回声增强，内部为液性暗区，内部随体位变动而改变的细密点状回声提示囊沙的存在。

6. 腹腔 / 盆腔　超声表现多样，可能包括单囊型、多子囊型、内囊塌陷型、实变型和钙化型等。单囊型呈现为圆形或卵圆形的液性暗区，多子囊型可见多个小囊状结构形成"囊中囊"或"蜂房状"结构。女性患者尤其需与妇科肿瘤相鉴别。

第二节　泡型包虫病

一、肝脏泡型包虫病

对于肝脏泡型包虫病，其表现出与恶性肿瘤相似的浸润生长与转移特性，因此常被称为"虫癌"。国内研究基于肝泡型包虫病的影像学、组织病理学和生物学病程发展过程，可概括为 3 个阶段：①病灶浸润期；②病灶钙化期；③病灶液化期。德国乌尔姆大学根据肝泡型包虫病的超声形态学特征，将其分为六大类：冰雹型、类血管瘤型、类转移瘤型、液化空洞型、骨化型和未分类型。其中，类血管瘤型和类转移瘤型归属浸润期，冰雹型和骨化型归属钙化期，而伪囊型归属液化期。

1. 冰雹型 (hailstorm pattern)　是最常见的一类，表现为病灶边界不清晰，形态不规则，内部呈非均匀回声分布，可见高回声结节或钙化灶，有时伴有远场声影，整体呈"冰雹"般混杂回声图像。见图 3-2-1 ～图 3-2-34。

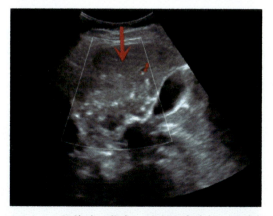

图 3-2-1　肝前叶下段有一稍高回声病灶，该病灶边界不清楚，形态不规则，内部回声不均匀，可见多个点状、斑片状的强回声，斑片状强回声后方有声衰减，内部未见明显血流信号

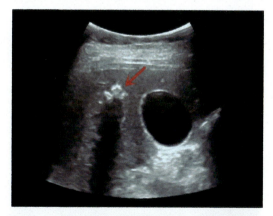

图 3-2-2　肝右前叶下段胆囊旁有一高回声病灶，边界清楚，后方伴有宽大声影，提示病灶成分主要以钙化为主，与肝内普通钙化灶表现相似。但其形态呈"叠瓦状"，内部部分区域未完全呈高回声，提示可能存在其他病理成分

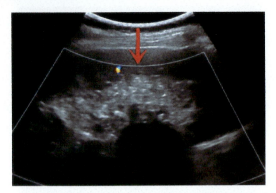

图 3-2-3　肝左叶实质内有一稍高回声的团块，内部回声杂乱，充满点状、片状及团状增强回声，部分后方伴有宽大的声影。这一声像表现与泡型棘球蚴在浸润性生长的过程中，随着病程的发展，其钙化颗粒融合有关。其边界不清楚，形态不规则的特点，也与其浸润性的生长方式有关

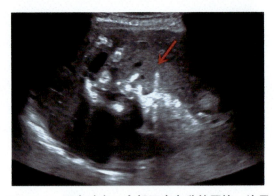

图 3-2-4　肝右叶有一内部回声杂乱的团块，边界不清楚，形态也不规则。其内可见强回声融合成小圆状、短棒状、带状及不规则状，而其内的无回声区，可能是泡型棘球蚴在增殖外扩发的过程中，逐渐形成实性病灶时，内部浸润肝内血管闭塞，所导致的缺血坏死区域

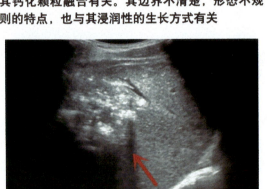

图 3-2-5　肝右叶有一杂乱回声的团块，该病灶边界不清晰，与肝静脉相邻，病灶内部强回声呈融合状，后方伴有宽大声影。这一表现与病灶内部组织坏死和组织反应过程中发生钙盐沉积有关

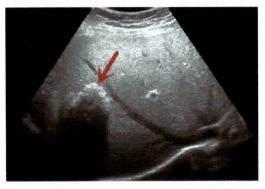

图 3-2-6　肝右后叶有一类似弧形的强回声病灶，后方伴有宽大声影，其内部强回声与病灶浸润生长过程中，钙盐沉积后融合形成有关。因其浸润性的生长方式，病灶邻近的肝右静脉是否受侵，可进一步通过超声造影的方式来判断

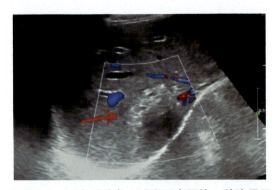

图 3-2-7　肝右后叶有一稍高回声团块，其边界及内部分布多个点状及短棒状强回声，致使其边缘不连续，形态不规则，内部回声不均匀，回声杂乱，内部未见明显血流信号

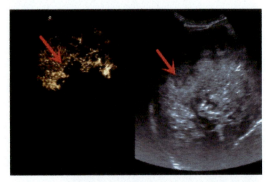

图 3-2-8　该病灶在二维图像上表现为内部回声不均匀，边界不清晰（右图），注射造影剂增强过后，因病灶周围肝实质组织增强（左图），因而衬托出病灶不规则的边缘及其内部实质部分不增强，由此可见此包虫病病灶本身是乏血供的表现

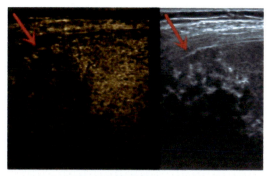 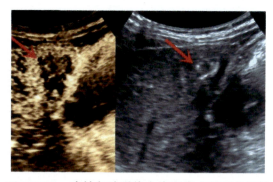

图 3-2-9　该病灶邻近肝包膜，用高频探头探测后二维图像显示病灶边缘不清晰，内部回声杂乱，有数个点状强回声，部分呈融合状，后方伴有声影（右图），病灶边缘与肝包膜的关系显示不清晰。通过超声造影后，病灶动脉期呈现出不规则增强的边缘，门脉期和延迟期消退，病灶内部三期均无造影剂进入（左图）

图 3-2-10　病灶灰阶图像上表现为点状和条状的增强回声，内部呈低回声表现（右图），造影剂注释增强后，动脉期因肝实质的增强，衬托出病灶高增强的边缘带，并且病灶内部范围扩大，表现为无增强区域（左图），这与泡型棘球蚴的浸润性生长方式相关

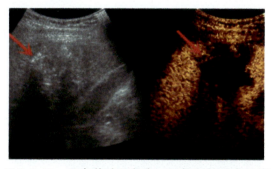 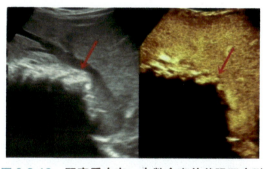

图 3-2-11　肝右前叶下段有一不规则的稍高回声结节，边界与肝包膜及肝实质的分界显示不清晰，内部回声不均匀（左图）。超声造影：肝实质增强，病灶呈现一不规则的边缘，病灶内部呈无增强区域（右图）。这一表现与病灶本身乏血供特点相关

图 3-2-12　肝实质内有一由数个斑片状强回声融合而形成的病灶，后方伴有宽大的声衰减（左图）。该病灶与肝内血管分界不清，注射造影剂增强后，该病灶在动脉期其边缘呈高增强，门脉期及延迟期消退（右图）

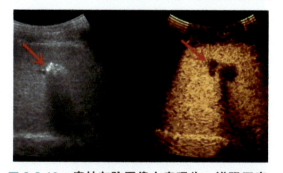 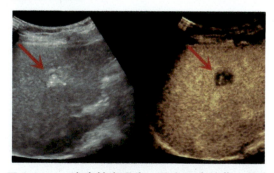

图 3-2-13　病灶灰阶图像上表现为一增强回声，后方伴有声影（左图），注射造影剂增强后，病灶内部呈无增强表现（右图），其旁另见一无增强区域，在灰阶图像上未显示，这可能与病灶浸润性生长侵犯周围肝组织有关。超声造影在灰阶图像的基础上丰富了血流灌注信息，更清晰地显示了病灶的范围

图 3-2-14　该病灶表现为一稍高回声结节，其内可见点状强回声（左图）。注射造影剂肝实质增强后，清晰显示一无增强区域，病灶范围较二维图像稍扩大（右图）。这一表现与泡型棘球蚴的外生性芽生小囊泡的生长方式有关

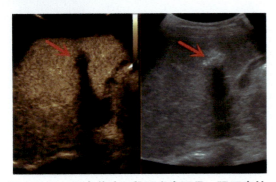

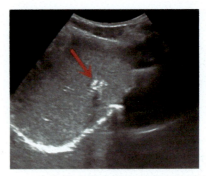

图 3-2-15　肝右前叶下段胆囊旁可见一强回声灶，边界不清楚，内部可见数个点状强回声，后方伴有明显声衰减（右图）。超声造影：肝实质回声增强，病灶内部无造影剂进入，三期均显示无增强（左图），再次体现了病灶内部乏血供的特征

图 3-2-16　该病灶内部表现点状强回声聚集，这与泡型棘球蚴在浸润生长过程中发生钙盐沉积，随着病程发展，其钙化颗粒融合有关。病灶边缘不清晰，形态不规则，难以分辨与周围肝实质的分界

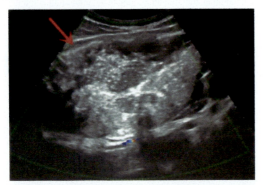

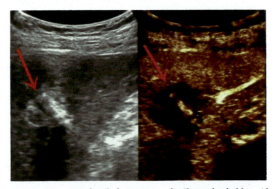

图 3-2-17　肝实质基本被一巨大病灶占据，边缘与正常肝组织分界不清晰，形态不规则。其内部回声杂乱、不均匀，呈现数个点状强回声，部分融合呈条状强回声，部分后方伴有声影，病灶内部未见明显血流信号。该巨大病灶提示患者病程较长，可能出现肝功能不全等并发症

图 3-2-18　肝实质内可见一杂乱回声病灶，边界不清楚，形态不规则，内部可见多个点状及融合成条状的强回声（左图）。超声造影：病灶周围肝实质增强，映衬出病灶不规则的边缘，病灶内部在动脉期、门脉期及延迟期均表现为无增强（右图）

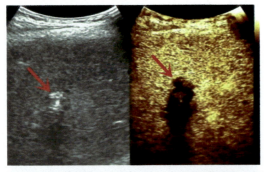

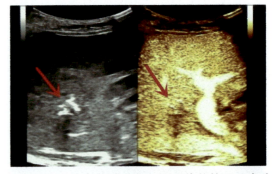

图 3-2-19　肝右叶实质内可见一强回声病灶，其内部似由多个点状强回声融合而成，形态不规则（左图）。超声造影：病灶范围较灰阶图像中明显扩大，泡型棘球蚴周围肝组织增强后，病灶显示出不规则的边缘。因泡型棘球蚴病灶内部血管化不良，故动脉期、门脉期及延迟期，其内部均未见明显增强（右图）

图 3-2-20　肝右前叶上段可见斑片状的强回声病灶，形似钙化灶，后方伴有声衰减（左图）。注射造影剂后具有 AE 病灶的典型增强表现，周围肝组织增强后，表现为病灶范围较灰阶图像中扩大，形态不规则，内部呈三期无增强（右图）

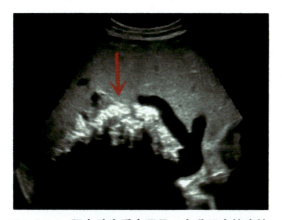

图 3-2-21　肝右叶实质内可见一杂乱回声的病灶，边界不清晰，形态不规则。其内部回声不均匀，可见数个点状强回声，部分呈现融合状表现，整个病灶后方呈弧形的声衰减。该病灶紧邻肝脏血管，因泡型棘球蚴是浸润性生长的特点，不排除已侵犯血管的可能

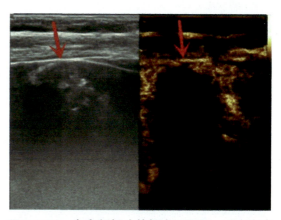

图 3-2-22　在高频探头的探查下可见一稍高回声病灶，边界不清晰，形态不规则。其内部回声不均匀，可见点状强回声，部分呈融合状，与肝脏包膜关系密切（左图）。超声造影：周围肝组织增强，映衬出病灶不规则的边缘，而动脉期、门脉期及延迟期，病灶内部均无造影剂进入，表现为无增强（右图）

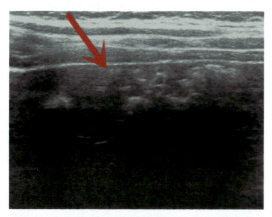

图 3-2-23　该病灶在高频探头下，内部表现为数个斑片状强回声，部分后方伴有声影。病灶与正常肝组织分界不清晰，与肝脏包膜关系密切，整个病变区域形态不规则。高频探头对于邻近肝包膜的病灶可以提供更清晰的图像，能够更好地分辨肝脏表面和浅层结构的细节，有助于检测肝脏浅层的小病灶

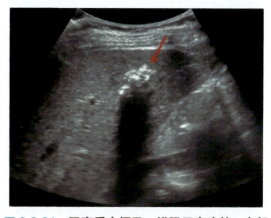

图 3-2-24　肝实质内探及一增强回声病灶，内部可见点状钙化颗粒。这可能与泡型棘球蚴在浸润性生长的过程中，形成的钙盐沉积有关，随着病程的发展，逐渐融合成片状，其后方伴有声影

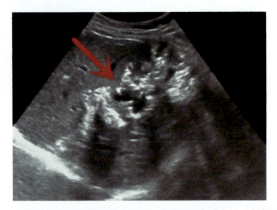

图 3-2-25　肝实质内可见一杂乱回声病灶，内部可见数个点状强回声，部分融合成条状及片状，后方伴有声影。边界不清晰，与肝包膜分界不清楚，病灶整体形态不规则，与肝实质的分界也不清晰，与其浸润性生长特点相关

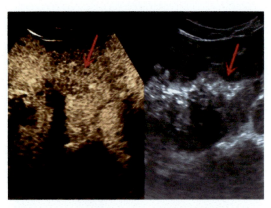

图 3-2-26　肝实质内可见一杂乱回声病灶，边界不清晰，形态不规则，内部可见数个点状及带状的强回声（右图），注射造影剂后，病灶内部部分区域在三期呈现无增强（左图），与泡型棘球蚴在增殖向外浸润扩张的过程中，其内部血管化不良，发生凝固性坏死有关。但仍有区域呈现低增强，提示其内尚未完全形成坏死区域

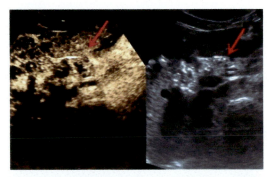

图 3-2-27　肝内可见一杂乱回声的病灶，边缘不清晰，内部呈现小斑点状、结节状钙化（右图），这与病灶内部组织坏死和组织反应继发钙盐沉积有关，注射造影剂增强过后，部分区域呈现三期无增强（左图）。另外，一些区域呈现低增强，这与组织内部坏死程度相关

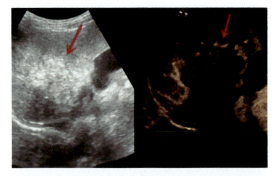

图 3-2-28　肝右叶可见一高回声团块，边界不清晰，形态不规则，边缘与胆囊分界不清（左图）。注射造影剂后，该病灶动脉期边缘呈高增强，门脉期及延迟期消退（右图），这与泡型棘球蚴向外形成侵蚀生长所形成的"浸润带"有关。病灶内部大部分无增强，仅有部分呈现条状增强，说明病灶内部可能存在未被完全侵蚀的肝内脉管系统

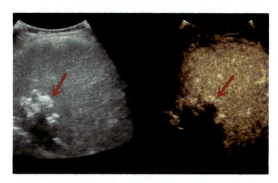

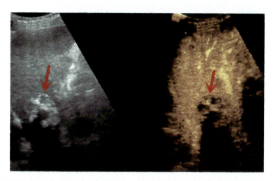

图 3-2-29 肝右叶实质内可见斑片状的强回声病灶,形态不规则,后方伴有声影(左图)。注射造影剂后,周围肝组织增强衬托出病灶不规则的边缘,范围稍扩大,病灶内部呈三期无增强的表现(右图)。灰阶图像中呈强回声的钙化区域,在造影图像中呈明亮的"假增强",因为其具有较高的声阻抗和密度,这使得它们能够反射更多的超声波,产生较强的回声信号,易被图像后处理为类似增强的"黄色"编码

图 3-2-30 肝右叶可见一高回声病灶,边界欠清楚,形态不规则,内部回声不均匀,可见点状强回声,部分融合呈带状,后方伴有声衰减(左图)。注射造影剂增强后,其内大部分区域呈无增强。另外,其内部仍可见条状增强区域(右图)

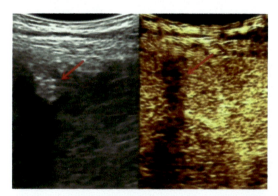

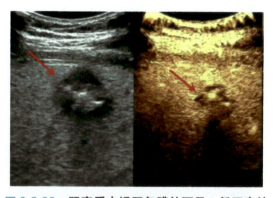

图 3-2-31 肝实质内近肝包膜处可见一高回声结节,内可见数个点状强回声,形态不规则,后方伴有声影(左图)。注射造影剂后,病灶三期均无造影剂进入,呈无增强(右图),且随周围肝实质增强后,所示病灶范围较灰阶增大,提示其相较普通钙化灶的浸润特性

图 3-2-32 肝实质内近肝包膜处可见一低回声结节,形态较规则,其内回声不均匀,可见点状强回声(左图)。该病灶似与肝包膜关系密切。注射造影剂增强后,病灶内可见小片状高增强区域(右图),似与肝组织增强同步,可能与其内部存在未被浸润的肝组织成分有关

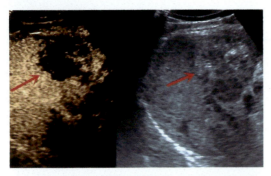

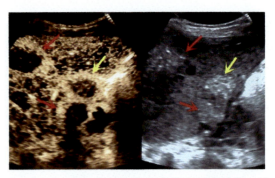

图 3-2-33　肝右叶实质内可见一稍高回声团块，边界不清晰，可见数个点状强回声，部分融合呈结节状（右图）。注射造影剂增强后，衬托出一个不规则的边缘，其内大部分呈三期均无增强区域，仍可见小片状低增强区（左图），不排除是未被浸润的肝组织及肝内脉管系统的可能

图 3-2-34　肝内分别可见 3 个稍高回声结节，边界不清晰，形态不规则，内部可见数个点状强回声（右图）。注射造影剂后，2 处病灶（红色箭头所示）边缘动脉期呈环状高增强，门脉期及延迟期消退，内部始终无造影剂进入，呈无增强（左图）。另有一处病灶（黄色箭头所示）边缘动脉期呈环状高增强，门脉期及延迟期消退，内部始终无造影剂进入，内部三期呈低增强。这可能与其体积过小、内部尚未完全形成凝固性坏死有关

　　2. 伪囊型（pseudocystic pattern）　　表现为厚壁囊性团块，壁呈不规则的高回声，无明显血流信号，壁厚度可能 > 10mm，中央区域为低回声或无回声区，中央区域常不均匀，可见高回声碎片。见图 3-2-35 ～图 3-2-66。

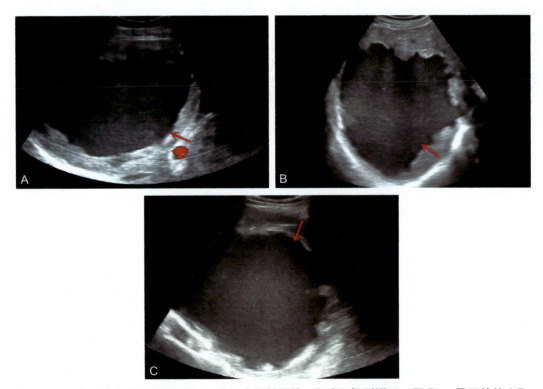

图 3-2-35　肝右叶大小约 17cm×12cm 的巨大囊性团块，囊壁不规则增厚（图 B），最厚处约 1.7cm。囊壁上探及多个不规则低回声结节（图 C），向囊腔内凸起，大者约 3.4cm×11.9cm，囊内透声差，似探及密集点状稍高回声漂浮，囊性团块后壁及后方回声明显增强。CDFI：囊壁未探及明显血流信号（图 A）

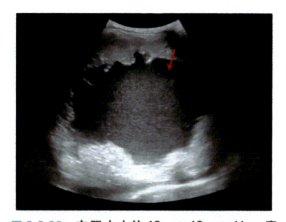

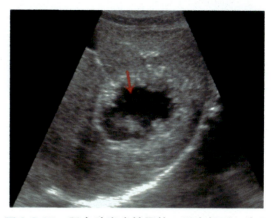

图 3-2-36　右肝大小约 12cm×13cm×11cm 囊性团块，壁厚，内透声差，囊壁上可见多个大小不等的实性凸起，囊块后方回声明显增强。肝内巨大伪囊型包虫病需与细菌性肝脓肿相鉴别，后者有时厚壁囊腔内可见气 - 液平面，且肝脓肿患者全身中毒症状较重，白细胞计数明显升高，包虫病血清学检查多为阴性

图 3-2-37　肝右叶囊实性团块，形态规则，边界欠清，囊壁厚薄不均匀，囊壁上可见多个点状强回声。另外，可见片状稍高回声结节向腔内凸起。肝囊腺瘤常有向腔内生长的实性壁结节，但在增强扫描有轻度强化，囊内分隔也可见强化，且囊壁多无钙化。而肝内伪囊型包虫病的囊腔内一般不会增强

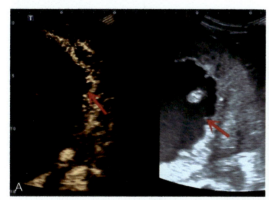

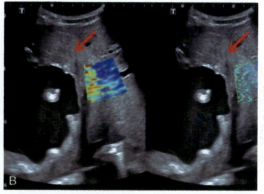

图 3-2-38　右肝有一大小约 11cm×14cm 的囊性团块，边界欠清，形态较规则，囊内可见沙粒状流动征，囊壁不规则增厚，其上可见斑状强回声（图 A 右）。团块超声造影显示动脉期周缘部分呈高增强，门脉期及延迟相消退，内部无造影剂进入（图 A 左）。弹性显示团块周边肝组织较远处正常肝组织杨氏模量值更高，组织硬度更高（图 B）

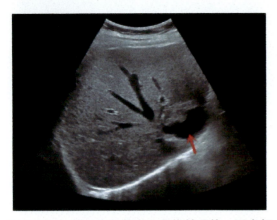

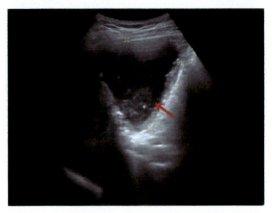

图 3-2-39　第二肝门处有一囊实性团块，形态规则，边界清晰，囊壁不规则增厚，囊腔内囊液透声尚可。此处病灶应注意扫查肝静脉、下腔静脉，查看管腔内血流充盈情况，若合并包虫囊肿栓塞，多表现为沿着管腔走行的稍低回声，呈多发小囊状类圆形是特征性改变

图 3-2-40　肝内近胆囊窝区有大小约 6.6cm×7.5cm 的囊性团块，浅面紧邻肝脏前包膜，边界较清晰，形态较规则。后方回声明显增强，囊壁厚薄不均，囊内透声差，可见少许点状强回声及密集点状稍高回声

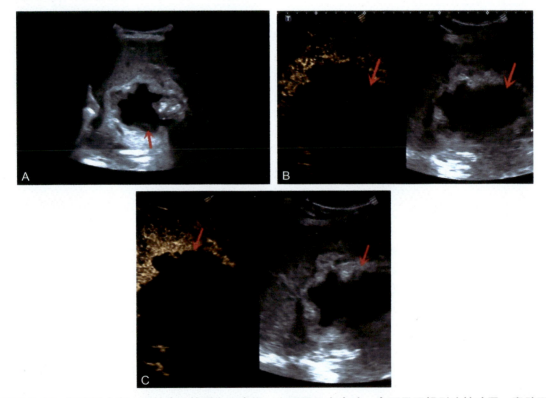

图 3-2-41　肝实质内有一囊性为主的混合回声团，主要累及左内叶，内可见不规则液性暗区，囊壁不规则增厚，囊壁上可见多发强回声灶后方伴声影，团块边界不清（图 A、图 B 右、图 C 右）。肝左静脉显示不清。团块动脉期周缘呈环状高增强，门脉期及延迟相消退，内部不均质强回声团三期均无造影剂进入（图 B 左、图 C 左）

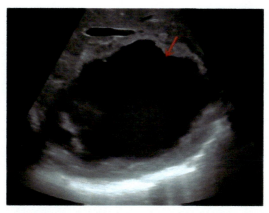

图 3-2-42　肝右叶内有一巨大不规则无包膜的囊性占位，形态不规则，边界欠清晰。门静脉右支受压向前推移，囊壁不规则增厚，周边未见明显声晕，囊腔透声欠佳，其内可见片絮状稍高回声

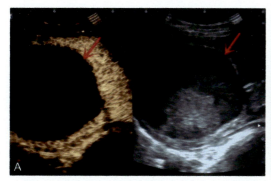
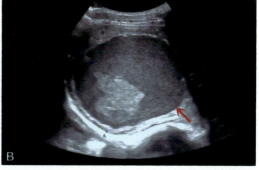

图 3-2-43　右肝有一大小约 10cm×9cm 的混合回声团，团块内以囊性成分为主，其内可见云雾状实性回声，边界较清，形态较规则，囊壁呈不规则增厚（图 A 右、图 B）。动脉期该团块周缘部分呈高增强，门脉期及延迟相消退，内部云雾状实性回声始终无造影剂进入（图 A 左）

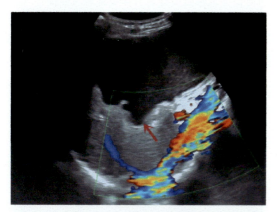
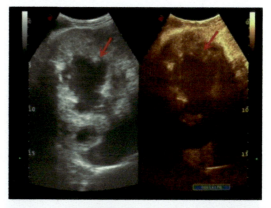

图 3-2-44　肝右叶有一厚壁囊性团块，形态不规则，边界较清晰，紧邻右肝前薄膜。囊壁厚度不均匀，囊液透声差，其内可见密集点状稍高回声。CDFI：肝静脉受压被向后推移，囊壁周边可见点条状血流信号

图 3-2-45　右肝囊实混合回声团，边界欠清，外周囊壁厚，形态不规则，其上可见斑点状强回声（左图）。多房棘球蚴病灶在侵蚀肝实质时会发生钙盐沉积，早期即为点状钙化颗粒，随着病程延长逐渐融合成絮状或片状钙化灶。该病灶动脉期周缘部分呈高增强，门脉期及延迟相消退，内部无造影剂进入（右图）

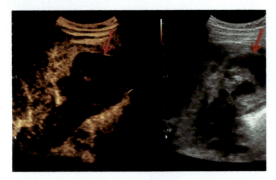

图 3-2-46 于肝右前叶下段有一大小约 7cm× 8cm 混合回声团块，边界清楚，形态不规则，中心可见不均质稍高回声区伴有斑点状强回声（右图）。CDFI：未见明显血流信号。超声造影：该团块三期均未见明显增强（左图）

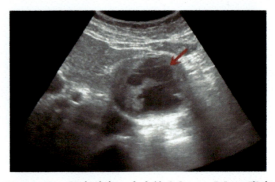

图 3-2-47 肝左叶有一大小约 6.8cm×5.2cm 囊实性团块，囊液不清亮，内可见线条状回声，周边局部实性部分可见"双层征"，最厚处约 0.5cm。因左叶靠近心脏，血流频谱无法采集，血流信号无法显示，此时超声造影可进一步观察病灶血供情况

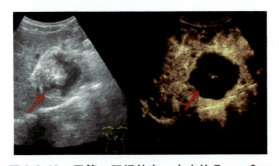

图 3-2-48 于第二肝门处有一大小约 7cm×6cm 混合回声团，其内可见不规则液性暗区。囊壁不规则增厚，其内可见多发稍强回声灶，团块边界较清晰（左图）。该混合回声团超声造影显示动脉期周缘部分呈高增强，门脉期及延迟相消退，内部稍强回声灶三期均无造影剂进入（右图）

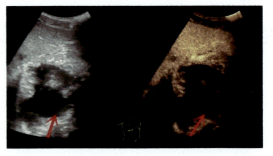

图 3-2-49 于肝门部有一大小约 10cm×12cm 的囊实混合回声团，其内可见不规则液性暗区。囊壁不规则增厚，部分呈结节样向囊腔内凸起，其内可见多发强回声灶后方伴有声影（左图）。团块边界较清晰，超声造影显示动脉期周缘部分及与囊壁相延续的结节样凸起呈高增强，门脉期及延迟相消退，液性内部无造影剂进入（右图）

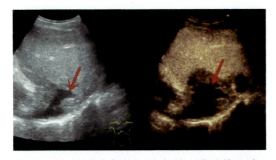

图 3-2-50 肝脏大部分切除术后，造影前于残肝处有一大小约 10cm×8cm 混合回声团，团块外周为形状不规则稍高回声，其内部为不规则液性暗区，边界较清晰（左图）。超声造影：残肝混合回声团动脉期造影剂外周部分呈高增强，门脉期及延迟相消退，内部无造影剂进入（右图）

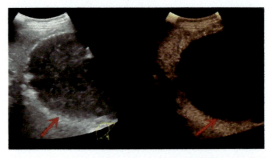

图 3-2-51 于右肝有一巨大混合性团块，大小约 24cm×13cm，以囊性为主，其内液体不清亮。囊壁不规则增厚，其内可见多发强回声灶后方伴有声影，团块边界较清晰（左图）。超声造影：动脉期团块周缘部分呈高增强，门脉期及延迟相消退，内部无造影剂进入（右图），考虑无血供性病变

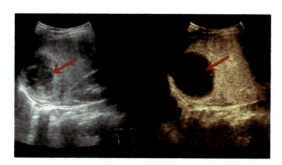

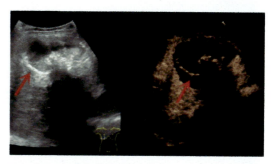

图 3-2-52　于右肝后叶下段有一大小约 6cm×6cm 混合回声团，呈类圆形，边界较清晰，其内可见不规则低弱回声区，外周为不规则囊壁样结构，囊壁内可见多发强回声灶后方伴有声影（左图）。超声造影：动脉期团块周缘部分呈高增强，门脉期及延迟相消退，内部低弱回声区始终为不增强区（右图）

图 3-2-53　肝右前叶有一大小约 8cm×5cm 囊实性混合回声团块，边界欠清晰，壁不规则增厚，内液体不清亮，内可见多发团状强回声灶，部分后方伴声影（左图）。超声造影显示该病灶周缘部分呈高增强，门脉期及延迟相消退，内部无造影剂进入，病灶范围未见明显扩大（右图）

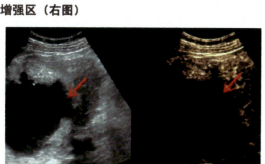

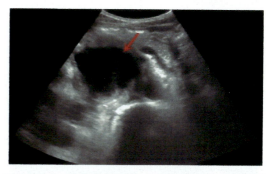

图 3-2-54　肝右叶实质内有一大小约 15cm×14cm 的厚壁囊性团块，形态不规则，边界不清楚，囊内壁不规整，其内可见多个点状强回声，囊腔内囊液不清亮（左图）。SonoVue 造影剂 2 次观察，动脉期、门脉期及延迟期囊性团块周缘部分及中央部分均呈无增强（右图）

图 3-2-55　肝尾状叶区有一大小约 6cm×6cm 的囊性团块，边界欠清晰，形态较规则，囊壁呈不均匀增厚。病灶向左后方推移紧邻脊柱，其周边的下腔静脉、门脉及胆管系统的解剖位置受影响显示不清。此类病例进行外科手术治疗的技术挑战性比较大

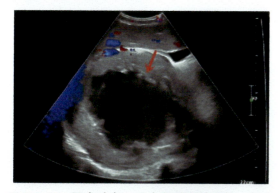

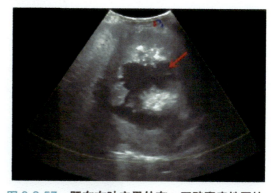

图 3-2-56　肝右叶有一巨大厚壁囊性团块，形态较规则，部分边界与周边组织分界不清晰，囊壁较厚约 3.0cm，囊壁内可见短条状强回声，囊腔内透声欠佳。CDFI：显示周边可探及条状血流信号

图 3-2-57　肝左右叶交界处有一厚壁囊实性团块，形态较规则，边界欠清晰，其内探及片状强回声及大片状不规则液性暗区，后方回声增强，呈"虫蚀状"或"溶洞状"。CDFI：其内未探及明显血流信号，周边可见点状血流信号

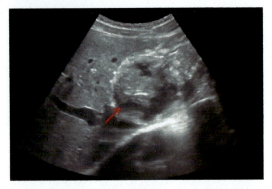

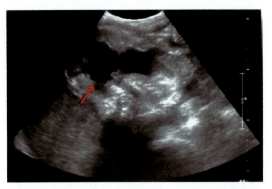

图 3-2-58　肝左右叶交界处有一大小约 7.5cm×6.0cm 混合回声团，边界较清，形态呈类圆形，其外周可见厚薄不均的囊壁样结构，其上可见多个点状、砂砾状及小圈状强回声。其内部可见不规则低弱回声区及液性暗区，此为病灶因缺血坏死、液化形成的形态不规整的空腔

图 3-2-59　肝左内叶及右前叶下段有一囊实混合回声团，病灶大小约 12cm×10cm，囊壁增厚呈结节样且不规则，部分囊壁内可见斑状强回声，后方伴有声影，囊腔内透声尚可。此病例在超声引导下进行经皮经肝包虫病灶液性部分穿刺置管引流治疗

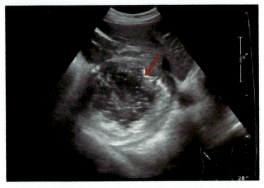

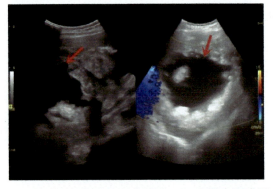

图 3-2-60　肝右后叶区有一囊实混合回声团，形态规则，边界较清晰。超声造影：可见囊壁样结构，囊壁不规则增厚，囊壁周边可见环状强回声呈"蛋壳样"改变，囊内充满点状强回声灶及絮状稍高回声

图 3-2-61　肝右叶及左内叶有一巨大混合回声团块，边缘不清晰，形态不规则，其内可见大片状液性暗区及不规则稍高回声团，液性暗区内透声尚可，该团块后方回声明显增强（左图）。CDFI：其内及周边均未探及明显血流信号（右图）

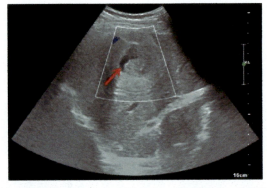

图 3-2-62　肝右前叶下段有一囊实性团块，以实性为主，形态规则，边界较清晰，囊壁较厚，中央部分可见不规则片状液性暗区。其内部另一部分可见片状稍高回声区。CDFI：囊壁周边可见条状血流信号，囊壁及囊内稍高回声区均未探及明显血流信号

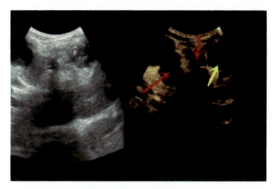

图 3-2-63　于左肝有一大小约 14cm×10cm×10cm 混合回声团，团块边界欠清，形态不规则，似由数个囊实性团块融合而成。其内可见不规则液性暗区，另一部分可见多发强回声灶，后方伴有声影（左图）。该团块进行超声造影动脉期显示数个囊实性团块周缘部分呈高增强，门脉期及延迟相消退，内部液性暗区无造影剂进入（右图）

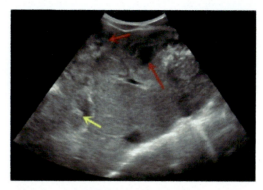

图 3-2-64　肝实质内多发混合回声团，部分相互融合，分界不清，较大两个分别位于肝左内叶及肝右后叶，边界欠清楚，形态欠规则，内部回声不均匀，其内可见多发斑片状强回声及液性暗区

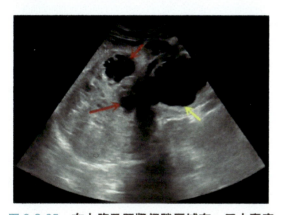

图 3-2-65　右上腹及肝肾间隙区域有一巨大囊实混合回声团，形态不规则，似由数个囊实混合回声团融合而成（箭头），与肝脏及周围组织分界不清，其内部回声以囊性为主，可见不规则片状稍高回声及条片状强回声

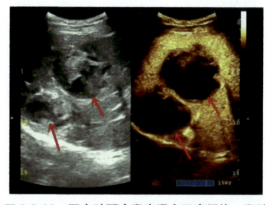

图 3-2-66　肝右叶两个囊实混合回声团块，囊壁厚，呈不规则高回声及强回声，内壁不规则，内部液性暗区透声差，部分呈稍高回声（左图）。超声造影动脉期团块周围造影剂呈不规则环状充填，内部呈无增强，门脉期及延迟相周围增强环消退（右图）

　　3. 骨化型（ossification pattern）　表现为单个或多个分散的小病灶，边界常较清楚，形态规则，内部呈高回声，明显远场声影，提示存在钙化。见图 3-2-67 ～图 3-2-93。

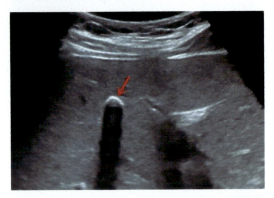

图 3-2-67　肝左内叶有一弧形强回声灶,边界清楚,后方声影明显,其声像图表现为典型的"披发征"

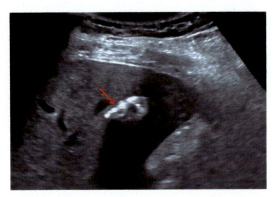

图 3-2-68　肝右叶有一强回声病灶,边界清楚,后方伴有声影,内部呈现低、强回声相交织,提示可能存在其他病理成分

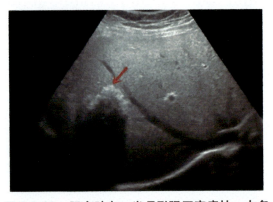

图 3-2-69　肝右叶有一半月形强回声病灶,由多个斑点状强回声堆积形成,边界清楚,后方伴有宽大声影。病灶后方因声影遮挡,表现不均质低回声。病灶周边未见胆管扩张,可与胆管结石相鉴别

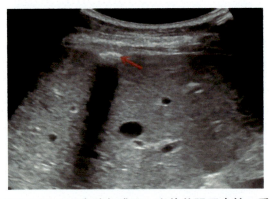

图 3-2-70　肝右叶包膜下一斑片状强回声灶,后方伴有宽大声影,边界欠清,周边可见稍高回声区包绕,可能病灶周围浸润带相关,可与普通钙化灶相鉴别。该病灶与前方肝包膜相邻紧密,可借助超声造影清晰显示病灶的真实边界

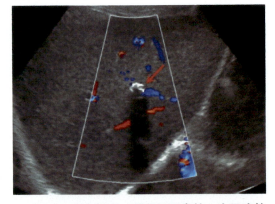

图 3-2-71　肝右叶有一弧形强回声灶,边界清楚,后方伴有声影。CDFI:其内未见明显血流信号。病灶周边可见血管绕行

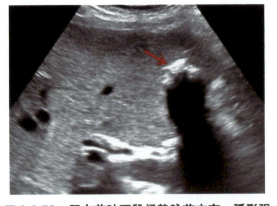

图 3-2-72　肝右前叶下段门静脉前方有一弧形强回声灶,后方声影明显,强回声灶内部回声不均匀,似由数个强回声灶重叠形成。其病灶为单发,对周围管道结构无明显影响,且距肝包膜较近,故其治疗方式可考虑行超声引导热消融治疗

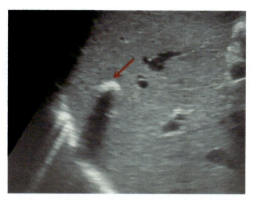

图 3-2-73　肝右叶近膈肌处有一斑片状强回声，边界清楚，后方声影清晰。该病灶声像图表现为强回声，通常与其内部成分相关，高密度的钙化和纤维含量高的组织往往具有较高的声阻抗。此病灶周围周边肝实质回声正常，灰阶超声上与普通肝脏钙化灶难以鉴别。超声造影在显示病灶周边组织结构的变化中具有潜在应用价值

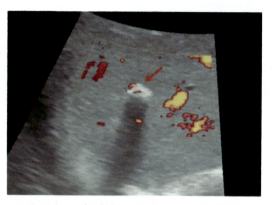

图 3-2-74　肝右叶有一圆形片状强回声灶，边界清楚，后方声影明显。能量多普勒超声：强回声灶中央及周边可见点线状血流信号。病灶内部可见血流信号，可能是高密度钙化所致的"快闪伪像"

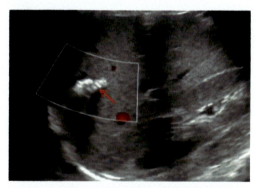

图 3-2-75　肝右后叶下段有一长圆形强回声灶，内部可见低回声，后方伴有声影。CDFI：其内未见血流信号。病灶内部回声不均匀，可见条纹状低回声，提示成分不完全为钙化灶

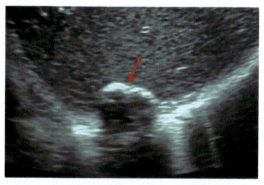

图 3-2-76　肝右叶近膈肌一宽大强回声灶，似由两个弧形强回声叠加形成，后方伴有宽大声影

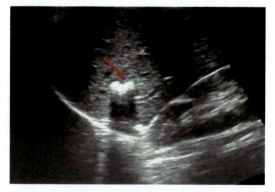

图 3-2-77　肝右后叶下段有一强回声灶，后方声影明显，边界清楚，内部回声均匀，呈"爱心"形状

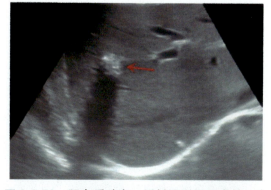

图 3-2-78　肝右后叶有一近椭圆形强回声灶，内部回声不均匀，由多个点状、小结节状强回声堆积形成，后方伴有明显的声衰减，病灶两侧可见条索状管道结构，与门静脉关系密切

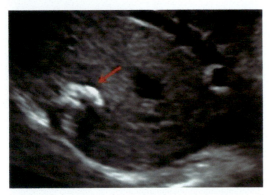

图 3-2-79　右肝近膈肌有一叠瓦状强回声灶，边界清楚，后方声影不明显。内部回声不均匀，中央可见低回声区，病灶前方与正常肝组织间可见条状低回声，可与普通钙化灶相鉴别

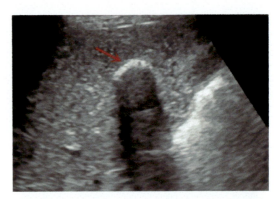

图 3-2-80　肝内有一孤立弧形强回声灶，病灶前方与肝组织分界清楚，后方伴有宽大声影，表现为典型的"披发征"

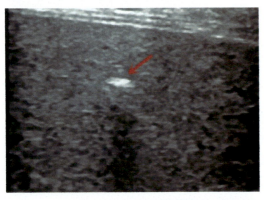

图 3-2-81　肝内有一斑片状强回声灶，后方伴有淡声影，病灶边界欠清楚，可借助超声造影更清楚地显示病灶真实边界。此病灶为单发，周围大的胆管和血管未见明显侵犯，可行超声引导下消融治疗

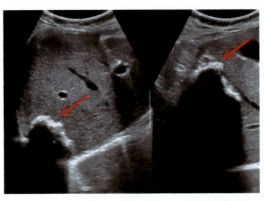

图 3-2-82　肝右叶有一呈条状分布的宽大强回声灶，后方伴有声影（左图）。病灶沿门静脉走行（右图），但肝内胆管未见明显扩张，需与肝内胆管结石相鉴别

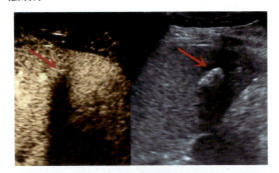

图 3-2-83　肝右叶有一稍强回声灶，边界清楚，后方伴有声影，内部回声欠均匀，由多个斑点状强回声重叠形成（右图）。超声造影：病灶内部未见明显强化，边缘可见环状低增强，且病灶边界较灰阶显示模糊（左图），提示其边缘可能存在病灶活性成分

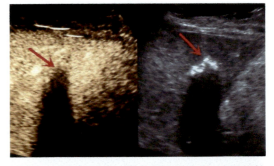

图 3-2-84　肝右叶有一条片状强回声灶，边界清楚，形态不规则，后方伴有宽大声影（右图）。超声造影：病灶内部未见明显增强（左图）。此为单发小病灶，超声造影显示病灶大小未见明显扩大，周围未压迫正常管道结构，可行超声引导下热消融治疗

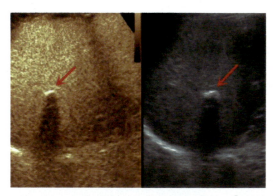

图 3-2-85　肝右叶有一斑片状强回声灶，后方伴有声影（右图）。超声造影：边界清晰，病灶大小形态未见明显变化，病灶内部未见明显增强（左图）。此外，单发病灶且病灶未压迫周围大血管及胆管，可行超声引导下热消融治疗

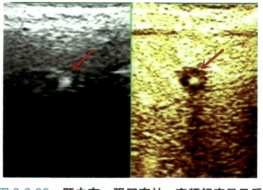

图 3-2-86　肝内有一强回声灶，高频超声显示后方声影不明显，边界模糊（左图）。超声造影：病灶显示范围较灰阶明显扩大，病灶周围的异常强化圈（右图），这一特征可能是病灶与普通钙化灶相鉴别的关键点

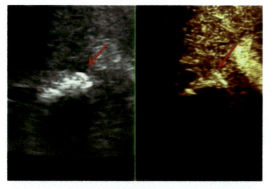

图 3-2-87　肝内有一强回声病灶，后方伴有淡声影，部分边界可见，部分边界模糊（左图）。超声造影：显示病灶大小未见明显变化（右图），病灶与在造影图像上表现为增强的"黄色"，此为病灶蕴含丰富的钙化成分所致，动态观察组织随时间变化无"流动感"，因此判断该病灶内部无增强

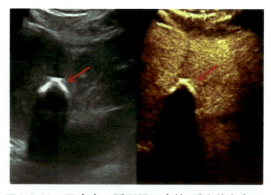

图 3-2-88　肝内有一弧形强回声灶，后方伴有声影，边界清晰（左图）。超声造影：病灶内部未见明显强化（右图），其大小形态与二维相比无明显变化。病灶位置近左右肝交界处，单发小病灶，声像图显示未邻近周围肝内大血管及胆管，可考虑行超声引导下热消融治疗

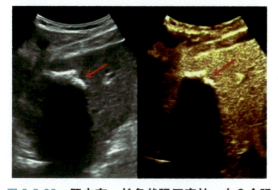

图 3-2-89　肝内有一长条状强回声灶，由 2 个强回声灶相邻形成，边界清晰，后方伴有宽大声影（左图）。超声造影：病灶内部未见明显增强（右图），边界仍清晰，其大小形态较灰阶显示未见明显变化

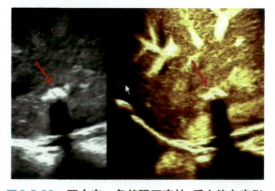

图 3-2-90　肝内有一条状强回声灶，后方伴有声影，边界清晰，病灶前方近周围正常肝组织间可见线状低回声带（左图）。超声造影：病灶未见明显增强（右图），大小形态未见明显变化，推测其代谢活性可能消失

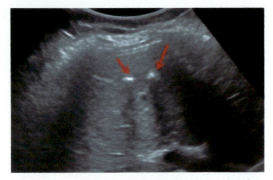 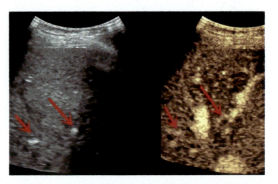

图 3-2-91　肝内有 2 个片状强回声灶，后方伴有淡声影，边界模糊。与周边正常肝组织间可见稍高回声带，推测此声像图改变与病灶向外增殖形成炎性反应相关。这一特异的声像图表现也是与单纯钙化灶、肝内胆管结石相鉴别的重点

图 3-2-92　肝右叶有 2 个斑片状强回声结节，边界清晰，后方伴有淡声影（左图）。超声造影：结节边缘动脉期呈环状高增强（右图），门脉期及延迟期逐渐消退，病灶内部始终呈无增强。此特异性增强方式可鉴别肝内良性钙化灶

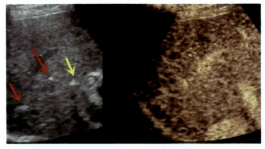

图 3-2-93　肝内有 3 个斑片状强回声灶，边界清晰，后方未见明显声影（左图）。超声造影：三者均未见明显增强（右图）。此病灶为多发小病灶，超声造影呈"乏血供"改变，与普通肝脏钙化灶鉴别困难

　　4. 类血管瘤型（hemangioma-like pattern）　表现为相对边界清晰的肿块，肿块内部回声不均匀，高于肝实质，回声程度从稍高到均匀强高回声，常难与血管瘤相鉴别。见图 3-2-94 ～图 3-2-132。

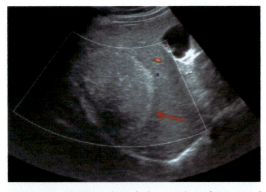 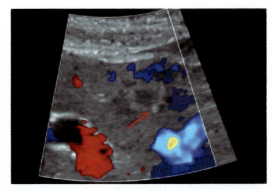

图 3-2-94　CDFI：右肝内有一稍高回声团，形态规则，边界较清晰，内部回声不均匀，其内可见点状强回声，病灶边缘无明显包膜，常伴有周边浸润，与肝血管瘤声像表现相似。CDFI：团块内未探及明显血流信号

图 3-2-95　肝内有一不均质回声团块，形态欠规则，与周围肝实质分界模糊，内部回声不均匀，周边回声略增强，中央回声略减低，可见少许点状增强回声。CDFI：团块内未探及明显血流信号

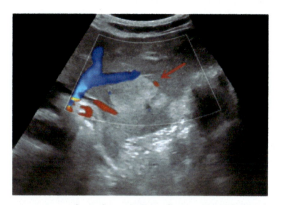

图 3-2-96 右肝有一稍高回声团，形态欠规则，局部与周围肝实质分界模糊，内部回声欠均匀，团块紧邻肝中静脉及肝右静脉，局部可见压迫肝中及肝右静脉。CDFI：团块内部未探及明显血流信号，周边探及少许点状血流信号

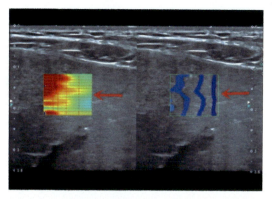

图 3-2-97 类血管瘤型肝包虫病病灶与周围正常肝实质的弹性成像表现，可见从肿块到周围正常肝实质，由较深的红色逐渐转为浅绿色（左图）。剪切波传播形态也逐层变化（右图）。这说明肿块的硬度值明显高于周围正常肝实质

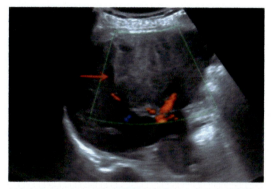

图 3-2-98 右肝有一稍高回声团，形态较规则，边界较清晰，内部回声不均匀，可见少许点状增强回声，团块紧邻门静脉右支，压迫门静脉右支，导致门静脉右支变细。CDFI：团块内部未探及明显血流信号，周边可见少许点状血流信号

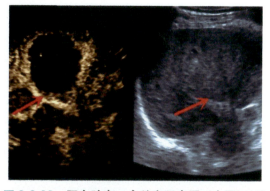

图 3-2-99 肝右叶有一个稍高回声团（右图）。注入造影剂后：动脉期团块周围造影剂呈不规则充填，周边呈动脉期环状高增强，内部呈无增强（左图），边缘浸润带显示为高增强，浸润带宽大。这可能与其具有较高的代谢活性相关

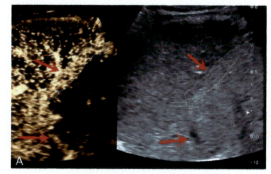

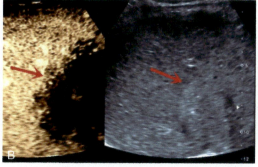

图 3-2-100 肝内巨大近等回声团块（图A右、图B右）注入造影剂后：动脉期团块周边呈快速高增强，内部呈无增强（图A左、图B左）。造影增强后范围较二维时扩大，门脉期团块周边开始消退，早于周边肝实质，呈不均匀低增强，整体呈现快进快退表现。考虑与其具有丰富的微血管相关

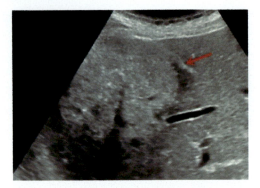

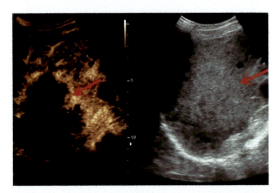

图 3-2-101　肝右叶近膈肌有一稍高回声团，形态较规则，局部与周围肝实质分界欠清晰，团块内部回声不均匀，可见散在分布点状增强回声，团块局部压迫门脉右支

图 3-2-102　肝右叶有等回声团，边界欠清（右图），注入造影剂后：动脉期团块周边呈快速不规则高增强，早于周围肝实质增强，团块内部呈无增强（左图）。造影增强后可见团块边界不清晰，形态不规则，且范围较二维时扩大，提示向周围正常肝实质呈侵蚀性生长

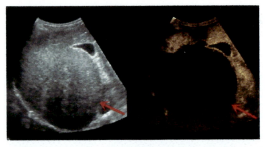

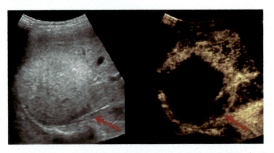

图 3-2-103　肝内有巨大稍高回声团（左图），注入造影剂后：门脉期团块周边呈环状低增强，内部无增强，边界较清晰（右图），提示对周围肝组织侵蚀不明显，有助于临床对该疾病的术前治疗评估。该超声造影表现可与肝血管瘤相鉴别

图 3-2-104　肝内有巨大稍高回声团（左图），注入造影剂后：团块动脉期周边呈快速高增强，内部无增强（右图）。增强后范围扩大，与周围肝实质分界不清晰，提示病灶周围血流丰富。提示周围肝实质呈侵蚀性生长。需与肝癌相鉴别

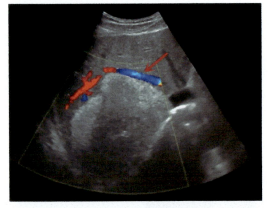

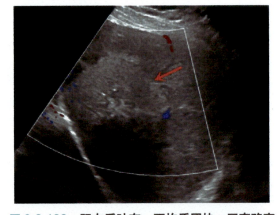

图 3-2-105　肝右后叶有一稍强回声团块，边界较清晰，形态欠规则，内部回声不均匀，可见数个点状强回声。团块累及肝右静脉，肝左静脉明显受压偏移。CDFI：团块内部未探及明显血流信号，周边探及少许点状血流信号

图 3-2-106　肝右后叶有一不均质团块，回声略高于周边肝实质，边界不清晰，形态较规则，中央区可见数个点状强回声及小片状强回声区，团块累及肝中静脉。CDFI：团块内部未探及明显血流信号，周边探及少许点状血流信号

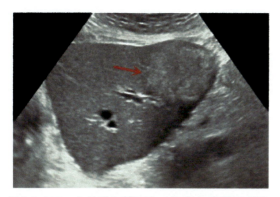

图 3-2-107　左外叶包膜下有一不均匀稍强回声团，包膜略凸起，边界不清晰，形态较规则，可见少许点状强回声。团块局部挤压门静脉左叶部分分支，导致局部分支变细

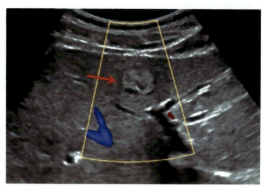

图 3-2-108　左肝外叶与左内叶交界区有一不均质稍强回声团，边界较清晰，形态较规则，内部回声强弱不均匀，可见少许点状强回声，周围可见一低回声晕。CDFI：团块周边及内部均未探及明显血流信号

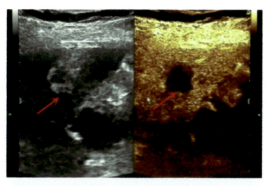

图 3-2-109　肝包膜下有不均质回声结节（左图），注入造影剂后：延迟期团块周边呈低增强，内部无造影剂进入，呈无增强（右图）。周边增强区域与周围正常肝实质分界较清晰，需与肝血管瘤相鉴别。后者延迟期一般没有廓清，呈现为高于周围肝实质的较均匀增强模式

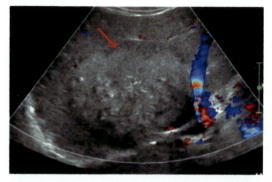

图 3-2-110　肝内有巨大不均质回声团，团块与第二肝门关系密切，肝中静脉不显示，肝左静脉呈血流加速的五彩镶嵌状。肝泡型包虫病具有"蚀静脉性"，此影像学表现提示病灶可能侵及肝静脉系统、需警惕下腔静脉栓子形成

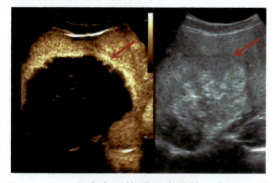

图 3-2-111　肝内有不均质回声团块（右图），注入造影剂后肝右叶团块动脉期周边呈快速高增强，内部无造影剂进入，呈无增强（左图）。增强后团块大小较灰阶图像增大，边界不清晰，团块周围侵蚀带可见，但较窄。这提示周围肝实质呈侵蚀性生长。需与肝癌相鉴别

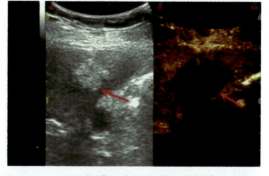

图 3-2-112　肝包膜下有不均质回声结节（左图），注入造影剂后：肝右叶团块延迟期无造影剂进入，无增强，呈"黑洞征"（右图）。增强后团块大小较二维增大，提示周围肝实质呈浸润性生长

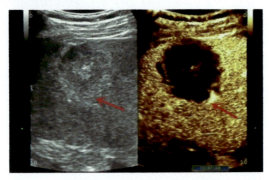

图 3-2-113　肝右叶包膜下有一不均质团块，边界欠清晰，形态欠规则，内部回声呈强回声、低回声或等回声，团块中央区可见数个点状强回声（左图）。注入造影剂后：团块动脉期周边快速出现"边框样"强化，内部无强化，增强后范围略扩大，边界不清晰（右图）

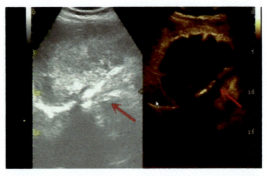

图 3-2-114　右肝有一不均质团块，边界不清晰，形态欠规则，内部回声不均匀，可见数个斑片状及点状强回声区（左图）。注入造影剂后：团块边缘区在动脉相期呈不规则不均环状增强，内部无造影剂进入，增强后范围略扩大，边界不清晰（右图）。这提示其边缘的条带包含具有丰富血液供应的微血管

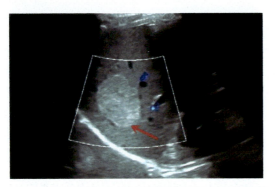

图 3-2-115　肝右叶有一稍强回声团，形态较规则，边界较清晰，内部回声较均匀，可见少许点状强回声。CDFI：团块内部未探及明显血流信号。需与肝血管瘤声像图相鉴别

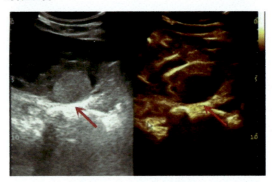

图 3-2-116　肝左外有一稍强回声团，边界较清晰，形态较规则，内部回声欠均匀（左图）。注入造影剂后：团块边缘区在动脉相早期无明显增强，内部无造影剂进入，呈无增强，与肝组织分界较清晰（右图）。推测可能其周围活性增值成分不高

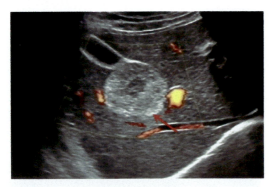

图 3-2-117　肝右前叶胆囊旁可见一稍强回声团，内部回声不均匀，团块中央区回声减低，周边回声略强，团块形态规则，边界较清晰，团块紧邻胆囊颈部，局部压迫肝右静脉，导致肝右静脉受压移位。CDFI：团块内未探及明显血流信号。需与肝血管瘤相鉴别

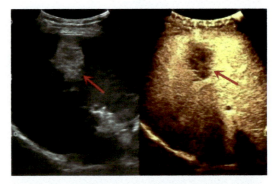

图 3-2-118　肝右叶可见一稍强回声病灶，边界不清晰，形态欠规则，内部回声不均匀（左图）。注入造影剂后，病灶延迟期病灶内部无造影剂进入，内部无强化，呈"黑洞征"（右图）。团块内局部可见高回声信号，推测可能为病灶内存在高密度的纤维组织，导致其产生较强的回声信号，但动态观察时并没有造影剂进入

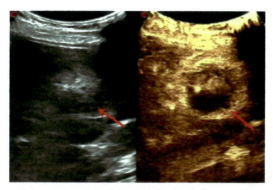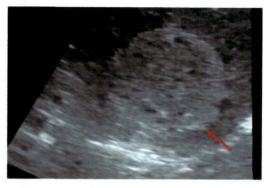

图 3-2-119　肝左叶可见一不均质强回声、低回声及等回声病灶（左图）。注入造影剂后，动脉期病灶周边出现"边框样"强化，内部无强化（右图），增强后范围较二维扩大，提示病灶边缘带包含具有丰富血液供应的微血管。病灶内局部可见高回声信号，推测可能为病灶内存在高密度的钙化组织，导致其产生较强的高回声信号

图 3-2-120　肝内可见一稍强回声团，形态规则，边界欠清晰，内部回声不均匀，其内可见少许点状强回声。团块内另可见较多形态不规则、呈无回声的小片状液性暗区，呈"虫蚀状"改变

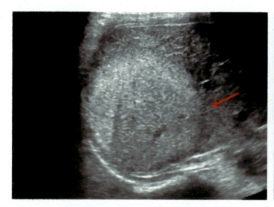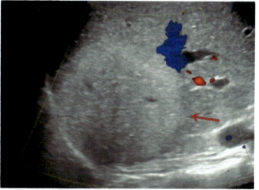

图 3-2-121　肝右叶包膜下可见一稍强回声团，团块紧邻右侧膈肌，形态规则。团块无明显包膜，与周围肝实质分界不清晰，内部回声不均匀，其内可见少许点状强回声及不规则小片状无回声区。CDFI：团块内未见明显血流信号

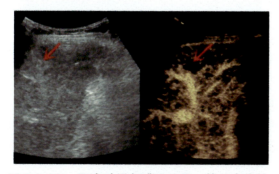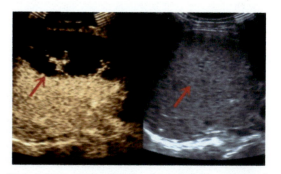

图 3-2-122　肝右叶近包膜下可见一等回声病灶，边界不清晰（左图）。注入造影剂后，团块动脉期周边呈"边框样"强化，内部无增强，呈"黑洞征"（右图）。需与肝血管瘤相鉴别，后者常表现为延迟期均匀等增强或高增强

图 3-2-123　肝右叶可见一等回声病灶，边界不清晰，形态较规则（右图）。注入造影剂后，门脉期团块大部分呈无增强，中央可见树枝样高增强区域（左图）。推测可能为未被侵蚀的正常肝实质

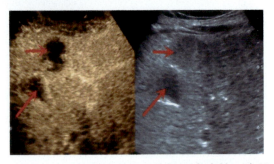

图 3-2-124　肝右叶可见 2 处低回声病灶，边界不清晰，形态欠规则（右图）。注入造影剂后，门脉期团块大部分呈无增强，内部可见不规则片状等增强区域（左图）。可能为未被侵蚀的正常肝实质

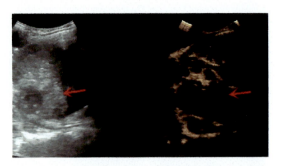

图 3-2-125　肝右叶可见一稍强回声病灶，边界不清晰，形态欠规则，内部回声强弱不均匀（左图）。注入造影剂后，团块动脉早期呈网格样增强，内部可见大部分无增强区域（右图）。中间增强区域推测可能为未被侵蚀的正常肝实质

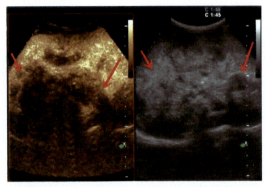

图 3-2-126　肝右叶可见一巨大等回声团，边界不清晰，形态欠规则，内部回声不均匀（右图）。注入造影剂后，门脉期团块大部分呈无增强，内部可见少许不规则片状等增强区域（左图）。推测可能为未被侵蚀的正常肝实质

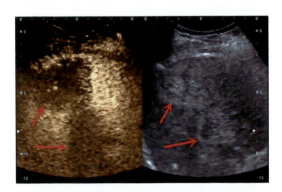

图 3-2-127　肝右叶可见 2 个较大等回声团，边界不清晰，形态欠规则，内部回声不均匀（右图）。注入造影剂后，门脉期团块内部呈无增强，周边与呈等增强的未受累肝组织分界较清晰（左图）

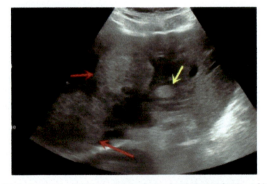

图 3-2-128　CDFI：肝内有 3 个稍强回声团（箭头），形态规则，边界欠清晰，内部回声不均匀。较大团块内可见少许点状强回声，局部压迫肝右静脉，病灶边缘无明显包膜，常伴有周边浸润。这与肝血管瘤声像表现相似，需鉴别

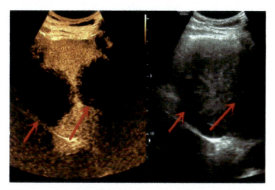

图 3-2-129 肝右叶可见 2 个等回声团，边界不清晰，形态欠规则（右图）。注入造影剂后：团块门脉期内部无造影剂进入，无强化，呈典型的"黑洞征"（左图）

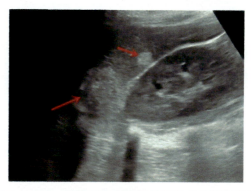

图 3-2-130 肝右叶紧邻膈肌处可见 2 个稍强回声团，形态欠规则，边界欠清晰。较大团块与膈肌分界不清，提示病灶可能累及膈肌，团块内部回声不均匀，团块内可见较多点状强回声。这与肝血管瘤声像表现相似，需鉴别

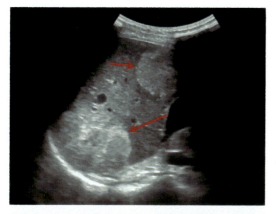

图 3-2-131 右肝内有 2 个稍强回声团，形态欠规则，边界不清晰，内部回声不均匀。团块内均可见数个点片状强回声，病灶边缘无明显包膜，常伴有周边浸润。这与肝血管瘤声像表现相似，需鉴别

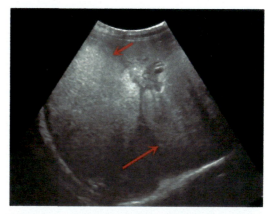

图 3-2-132 肝右叶两个较大稍强回声团，周围正常肝实质回声减少，团块形态欠规则，边界欠清晰。内部回声欠均匀，可见少许点状强回声，团块周边局部肝内胆管扩张。这与肝血管瘤声像表现相似，需鉴别

5. 类转移瘤型（metastasis-like pattern）多呈低回声肿块，缺乏典型转移癌的晕环征象，内部常见不均匀的强回声瘢痕区，难与实质性转移癌灶区分。见图 3-2-133 ～图 3-2-149。

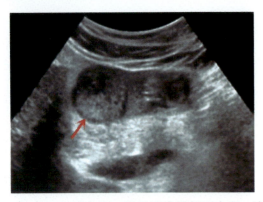

图 3-2-133 肝内有一圆形不均质低回声团，边界清楚，形态规则。周围可见低回声晕圈，病灶中央区呈强回声及不均匀瘢痕。其超声表现与典型的肝转移癌相似

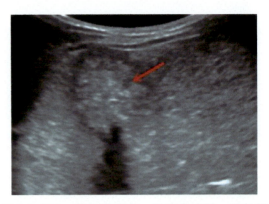

图 3-2-134 肝包膜下有一低回声病灶，呈长椭圆形，内部回声不均匀，可见数个细小点状强回声堆积，后方伴有声影。病灶大部分边界可见，周围可见较宽低回声带围绕。其浅面包膜连续性欠清晰，需警惕肝包膜受侵的可能

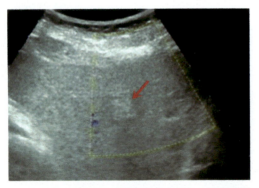

图 3-2-135 肝内有一稍强回声灶，边界模糊，病灶两侧见可见低回声暗带。CDFI：其内及周边未见明显血流信号。灰阶超声像图上病灶占位效应不明显，易与局灶性脂肪沉积相混淆

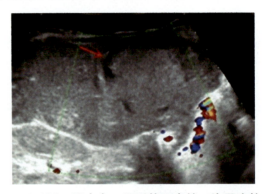

图 3-2-136 肝内有一圆形等回声灶，边界清楚，形态规则，周边可见欠连续不规则低回声圈，形成假包膜改变。CDFI：其内及周边未见明显血流信号

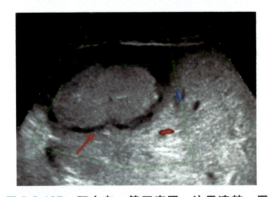

图 3-2-137 肝内有一等回声团，边界清楚，周围可见厚度宽窄不一低回声晕环绕，呈"镶嵌征"。病灶形态较规则，内部回声较均匀，可见少许点状强回声。CDFI：内部及周边未见明显血流信号。病灶周围低回声晕的形成，可能是病灶周围的水肿带或正常肝组织受压的继发改变

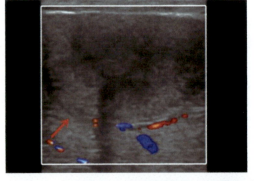

图 3-2-138 肝内有一低回声病灶，高频超声显示其边界不清晰，可见邻近肝内管道结构受压。CDFI：其内未见明显血流信号，周边可见血管包绕。对于距离肝包膜较近的病灶，高频超声能更清晰显示病灶的边界、内部组成等细节，有助于疾病的鉴别

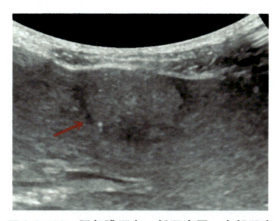

图 3-2-139　肝包膜下有一低回声团，内部回声欠均匀，可见散在点状强回声，边界模糊，病灶周围可见宽窄不一低回声声晕，局部肝包膜受推挤向外凸起。此类肝泡型包虫病灰阶超声表现与肝脏肿瘤极为相似，当无增强影像学使用条件时，可结合患者疫区生活史，利用彩色多普勒、频谱多普勒、弹性成像等多种影像学手段鉴别

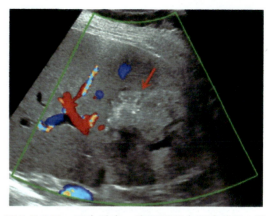

图 3-2-140　肝右叶有一类圆形混合回声病灶，边界清楚，内可见稍强回声、低回声、点状强回声及少许无回声区。CDFI：病灶内部未见明显血流信号。此病灶局限于肝叶，且周边门静脉血流通畅。若无周围重要脉管系统的侵犯，其手术方式可为肝叶 / 段根治性切除术

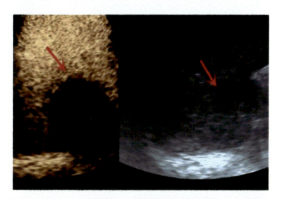

图 3-2-141　肝内有一类圆形等回声团，边界不清晰（右图）。超声造影：病灶前方边界清楚，内部呈无增强，后方膈肌连续性似可见中断（左图）。因病灶位置较为特殊，需结合 CT/MRI 综合制订其手术方式

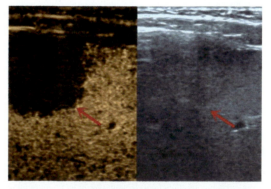

图 3-2-142　高频超声肝包膜下有一类圆形稍低回声病灶，边界不清晰，形态较规则，部分凸向包膜外（右图）。超声造影：病灶内部未见造影剂进入，范围较灰阶显示有所扩大，周围呈"虫蚀样"缺损（左图），提示病灶呈侵蚀性生长。病灶紧邻肝包膜，需警惕包膜外的侵犯转移

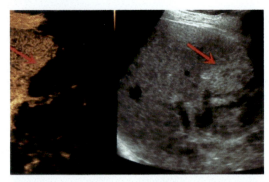

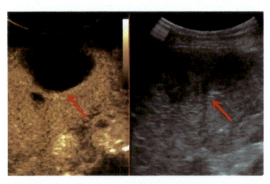

图 3-2-143 肝右叶有一圆形病灶，与前方正常肝组织分界较清楚，内部回声欠均匀，强回声与低回声相间（右图）。超声造影：病灶内部大部分表现为无增强，中央区可见条状等增强区（左图），提示病灶与门静脉关系密切。推测病灶中央条状等增强区为尚未完全受侵的门静脉分支血管

图 3-2-144 肝内有一圆形稍低回声团块，边界模糊不清（右图）。超声造影：病灶边界清楚，内部无造影进入，呈无增强，表现为典型的"黑洞征"（左图）。周围另见一卫星灶位于团块周围，提示其有浸润和扩散特征

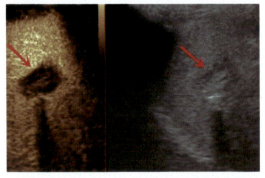

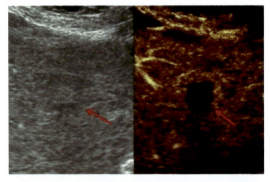

图 3-2-145 肝右叶有一不均质低回声病灶，边界欠清晰，形态较规则，内部回声欠均匀，可见片状强回声灶，后方伴有声影（右图）。超声造影：内部无明显造影剂进入，周围可见环状增强回声带（左图），提示病灶边缘区可能为活性增殖区

图 3-2-146 肝内有一等回声病灶，与周围肝组织分界不清晰，周围似可见一圈低回声区（左图）。超声造影：病灶边界清楚，周围可见环状高增强带，病灶内部呈无增强（右图）

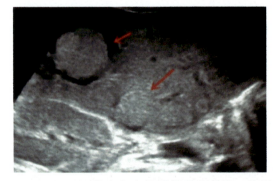

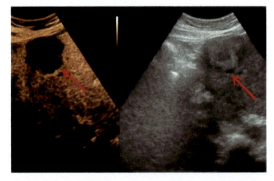

图 3-2-147 肝内有多个圆形等回声病灶，边界较清晰，病灶周边可见低回声声晕，较大病灶内可见稍强回声结节，呈"结中结"表现。该疾病二维超声图像上与肝脏多发转移瘤不易区别，需行超声造影等进一步检查

图 3-2-148 肝内有一低回声病灶，病灶中央回声较低，周边回声相对较高，呈"甜甜圈"征改变（右图）。超声造影：病灶内部呈"黑洞征"改变，周边可见不规则细环状增强区（左图）

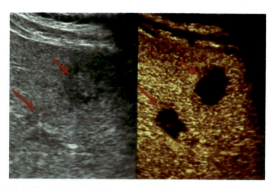

图 3-2-149　肝内有 2 处低回声灶，边界欠清晰，内部回声欠均匀，中央均可见点条状稍强回声（左图）。超声造影：病灶部分边缘呈低增强，与周围肝正常实质非同步增强，内部始终无增强（右图），为典型的乏血供局灶性病变

6. 未分类型　无典型表现，无法分类为以上任意一种。见图 3-2-150 ～图 3-2-154。

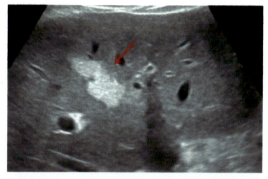

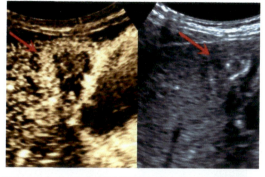

图 3-2-150　肝左内叶可见一片状稍强回声区，边界清晰，形态欠规则。病灶声像图表现为强回声，通常与其内部高声阻抗成分相关，又因其病灶位置近门脉血管周围。需与肝血管瘤、局灶性脂肪沉积相鉴别

图 3-2-151　肝右前叶下段包膜下有一不均质低回声结节，呈长椭圆状，边界欠清楚，内部回声不均匀，其内可见点条状强回声（右图）。超声造影：病灶范围较灰阶所示增大，周边呈环状高增强，内部未见明显增强（左图）。病灶周边环状高强化征象，推测可能与其周边较强的代谢活性相关

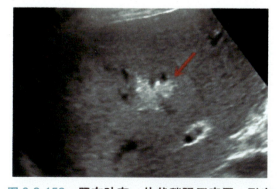

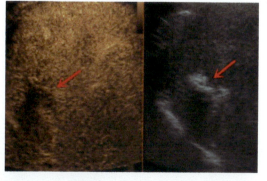

图 3-2-152　肝右叶有一片状稍强回声区，形态不规则，边界不清晰，且病灶周围可见少许点状强回声。这与肝内管道结构关系密切，肝血管瘤、局灶性脂肪沉积在声像图上也表现为强回声，但本例中高回声区内伴有点状强回声，且边界欠清晰，可能提示存在其他病理成分

图 3-2-153　肝内有一单发条状稍强回声灶，形态欠规则，边界模糊，后方伴有淡声影（右图）。超声造影：病灶内部三期呈低增强，病灶周缘与周围正常肝实质强化方式一致，呈等增强（左图），且病灶大小形态未见明显变化

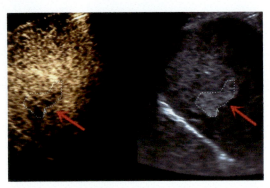

图 3-2-154　肝内有一稍强回声灶，形态不规则，边界较清晰（右图）。超声造影：病灶整体呈低增强，增强后大小形态与二维无明显变化（左图），推测其因病灶体积过小，内部尚未完全形成凝固性坏死。病灶为单发小病灶，病灶对周围血管结构无明显侵蚀，故其治疗方式可考虑行超声引导热消融治疗

　　7. 混合型　肝泡型包虫病不同亚型可同时伴发，也可合并肝囊型包虫病，以及肝脏其他良、恶性占位性病变。见图 3-2-155 和图 3-2-156。

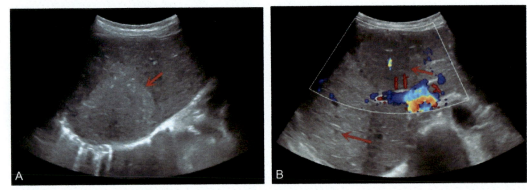

图 3-2-155　肝左内叶有一类圆形等回声团，可见少许点状强回声，边界欠清晰，形态较规则。CDFI：条状血流信号（图 A），S7 段及 S8 段探及一稍强回声团，边界较清晰，形态较规则，内部回声欠均匀，可见条状强回声（图 B）。CDFI 内可见点条状血流信号

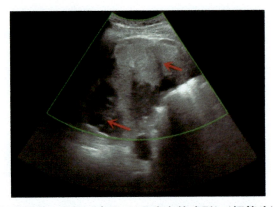

图 3-2-156　肝右叶近前包膜处有一稍强回声团（AE 类血管瘤型）（短箭头），边界较清晰，形态欠规则，其内回声欠均质。肝右叶邻近后包膜处探及一不均质回声团（AE 伪囊型）（长箭头），边界欠清晰，形态欠规则，周边为不规则的稍强回声区，内部为不规则不均质低回声区。CDFI：两者均未探及明显血流信号

8. 手术治疗 肝泡型包虫病的手术治疗方式主要包括根治性肝切除术和姑息性手术。根治性肝切除术指将病灶所在肝叶 / 肝段完全切除，以达到治愈的目的，此术式能够最大限度地减少复发风险，是肝泡型包虫病的首选治疗方式。姑息性手术适用于无法进行根治性切除的晚期患者，可以通过姑息性手术减轻症状和并发症。此外，超声引导下的热消融术（如微波消融术、射频消融术等）为近年来的新型治疗方式，该术式往往适用于单发小病灶、多发病灶且根治性切除术无法适用，以及手术治疗后的残留病灶的补充治疗手段等。对于终末期患者，肝移植被视为最后的治疗选择，但受到供肝短缺、手术风险和高昂费用的限制。见图 3-2-157 ～图 3-2-172。

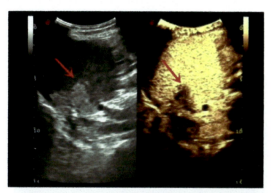

图 3-2-157 患者曾行肝叶切除术，肝右叶切缘处可见杂乱回声区，边界欠清晰，形态不规则，内部回声欠均匀，可见点状强回声灶（左图）。超声造影：杂乱回声区部分区域三期无增强（右图），另一部分区域呈团块样、结节样增强，动脉期快进高增强，门脉期及延迟期缓慢消退几近等增强（箭头所示）。超声造影诊断：泡型包虫病术后切缘复发可能。患者行二次病灶切除，术后病理：泡状棘球蚴病。泡型包虫病被称为"虫癌"，具有类似恶性肿瘤的生物学特性，其真正具有生物学活性的部分位于病灶边缘。血流灌注是生物生存与代谢的基础，与肝脏恶性肿瘤类似，切缘复发灶往往在动脉期呈团块样或结节样增强

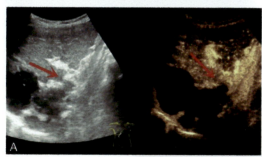
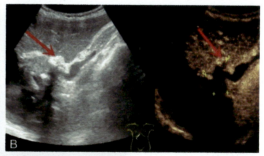
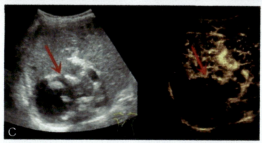

图 3-2-158 肝右叶包虫病灶切除术后。于肝右后叶可见一不规则杂乱回声区，该区内部呈片状液性暗区，透声欠佳，边缘与肝组织分界欠清晰，边缘与内部均见数个不规则强回声灶，强回声灶排列紊乱，部分呈簇状堆积（图 A 左、图 B 左、图 C 左）。超声造影：该周缘可见环状增强，内部三期无增强，造影后部分区域与第三肝门下腔静脉汇入口分界不清晰（图 A 右、图 B 右、图 C 右）。超声造影诊断：考虑为术区切缘复发泡型包虫病（冰雹型），大部分液性暗区考虑术后积液，第三肝门下腔静脉汇入口可疑受侵。患者行二次手术切除，术后病理：泡状棘球蚴病。钙化是泡型包虫病病变进程中的常见现象，可能由于寄生虫引发宿主免疫系统的强烈炎症反应、受侵组织可能发生坏死从而形成钙盐沉积，泡型包虫病病灶形成的钙化往往排列紊乱，形态不规则，呈"簇状"或"叠瓦状"改变，术区周缘的异常增强也提示病灶的局部复发

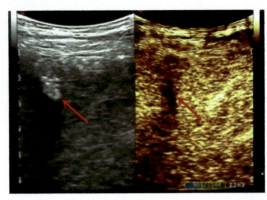

图 3-2-159　消融前：肝右前叶下段包膜下可见大小约 1.8cm×1.6cm 稍强回声结节，边界较清晰，形态欠规则，内部呈"叠瓦样"排列，后方伴有浅淡声影（左图）。超声造影：结节周边动脉期周缘见环状稍高增强，门脉期及延迟期消退呈低增强，增强后范围较灰阶测值增大（右图）。超声造影诊断：泡型包虫病（冰雹型）。患者行超声引导下微波消融术，术中穿刺病理：泡状棘球蚴病

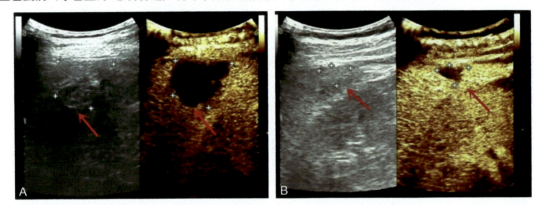

图 3-2-160　消融后 1 年 9 个月后复查：原结节区可见以稍强回声为主的不规则杂乱回声区，边界欠清晰（图 A 左），另于肝右后叶下段可见大小约 1.4cm×1.2cm 的稍强回声结节，较消融前新增，结节紧邻肝包膜，边界较清（图 B 左）。超声造影：原消融区域内部无增强，增强后与周围肝实质分界清楚，较原结节范围增大，该区域周缘未见异常增强（图 A 右）。肝右后叶结节周边可见"结节样"增强，内部三期无增强（图 B 右）。超声造影诊断：肝右前叶下段泡型包虫病病灶完全消融，肝右后叶下段泡型包虫病新发灶。患者行二次超声引导下微波消融术，术中穿刺病理：泡状棘球蚴病

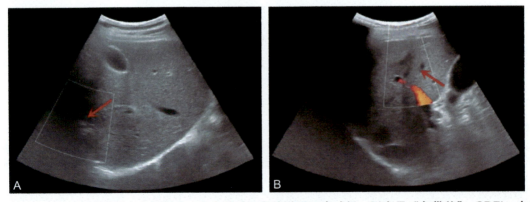

图 3-2-161　二次消融后 6 个月复查：肝右前叶下段消融区回声减低，形态呈"条带状"。CDFI：未见明显血流信号（图 A）。肝右后叶下段消融区呈以稍强回声为主的杂乱回声，内部结构可见"塌陷感"（图 B）。超声造影诊断：肝右前叶下段及右后叶下段区域声像所见考虑为术后改变，必要时需结合超声造影检查结果

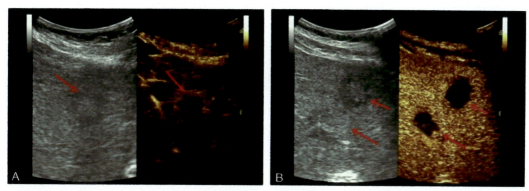

图 3-2-162 消融前：于肝左叶可见 2 个弱回声结节，边界欠清晰，形态欠规则，内部回声稍欠均匀（图 A 左、图 B 左）。超声造影：2 个结节动脉期可见环状高增强，门脉期逐渐消退呈等增强，延迟期消退呈稍低增强，内部三期无增强（图 A 右、图 B 右）。超声造影诊断：泡型包虫病（类转移瘤型）。患者行超声引导下微波消融术，术中穿刺病理：泡型棘球蚴病

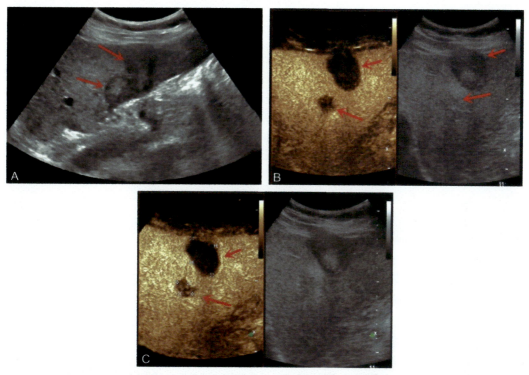

图 3-2-163 消融后 2 个月复查：原肝内结节区域均可见低回声区，形态尚规则，内部回声欠均匀（图 A、图 B 右、图 C 右）。超声造影：近包膜处消融区三期未见增强，与周围肝实质分界清楚，且范围较原结节明显扩大（图 B），提示扩大消融术后完全消融（短箭头所示）。另一处消融区三期内部呈低增强（图 B 左，图 C 右），与周围肝实质分界欠清晰，造影提示不完全消融（长箭头所示）。患者拟行二次超声引导下消融术。超声引导下的热消融通过将热能（微波、射频或激光等）传递到靶组织，导致蛋白质变性和病变坏死，从而实现病变组织的消融。完全消融超声造影表现为病灶区的完全坏死，始终无造影剂进入，而消融区内部呈低增强为不完全消融的一种造影模式

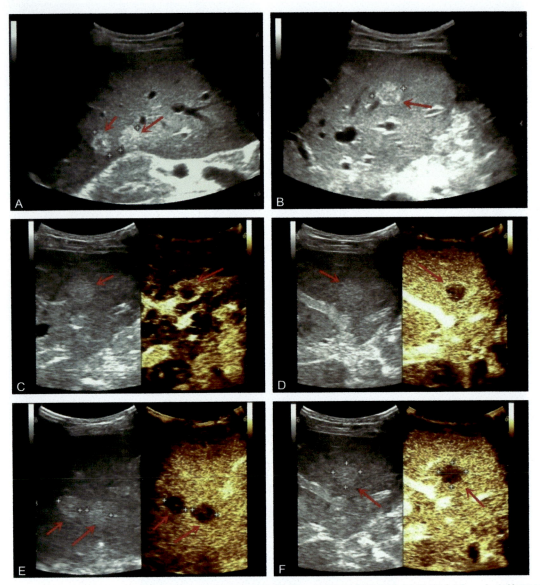

图 3-2-164 消融前：肝实质内可见 3 个稍强回声结节，分别分布于肝左叶及肝右叶，大小均不足 2cm，边界较清晰，呈类圆形，内部回声均匀，结节与周围重要脉管结构分界清晰，与肝血管瘤灰阶超声表现相似（图 A、图 B、图 C 左、图 D 左、图 E 左、图 F 左）。超声造影：动脉期结节周缘呈环状高增强，门脉期缓慢消退呈等增强，延迟期消退呈低增强，而内部始终无增强，呈"空洞征"（图 C 右、图 D 右、图 E 右、图 F 右）。超声造影诊断：泡型包虫病（类血管瘤型）。患者行超声引导下微波消融术，术中穿刺病理：泡型棘球蚴病

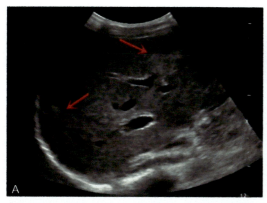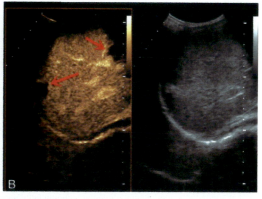

图 3-2-165　消融术后 6 个月复查：原肝内结节区域均可见杂乱回声区，形态不规则，与周围肝实质分界清楚（图 A 长箭头）。另外，于肝右后叶上段近膈肌处可见一稍强回声结节，大小不足 2cm，边界较清晰，形态稍欠规则，较消融前新发（图 B 短箭头）。超声造影：杂乱回声区三期无增强，可见与周围肝实质的分界清晰，增强后范围较消融前明显扩大，提示病变扩大消融术史（图 B 短箭头）。新发结节周缘呈环状增强，内部无增强，且造影后病灶范围较灰阶测量明显扩大（图 B 长箭头）。超声造影诊断：消融术后 AE 新发灶。患者行二次微波消融术，术中穿刺病理：泡型棘球蚴病。消融术后病灶常表现为术区以强回声为主的杂乱回声，由于泡型包虫病病灶的各型表现不同，常被误认为复发或新发泡型包虫病病灶，因此需结合病史综合判断。血流灌注是生物代谢的基础，消融后新发病灶往往体积较小，周缘或内部存在异常灌注，超声造影在灰阶超声的基础上，丰富了微血管灌注信息，有助于精确诊断

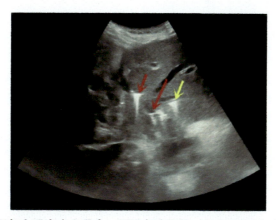

图 3-2-166　患者既往有肝包虫手术史 3 月余。于肝右叶可见一杂乱回声区，边界不清晰，形态不规则。该区域周缘可见数个条状强回声伴声尾（箭头），结合病史考虑为术后改变伴周围金属夹声像。金属夹通常用于手术中血管的闭合、结扎或固定组织，常用的有钛夹、弹簧夹、Hem-o-lok 夹等。在超声图像中呈现为强回声伴"彗星尾"，其形成原理与超声波在遇到金属等高反射性物质，产生的多重反射有关

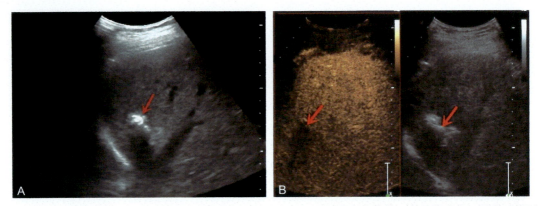

图 3-2-167　消融术前：于肝右后叶上段近第二肝门处可见一稍强回声结节，边界欠清晰，形态不规则，内部高回声灶簇状排列，后方轻度衰减（图A、图B右），提示钙化为病灶主要成分。超声造影：病灶三期呈低增强，造影后与周围正常肝实质无明显分界（图B左）。超声造影诊断：AE（冰雹型）。患者行超声引导下微波消融术，术中穿刺病理：泡型棘球蚴病

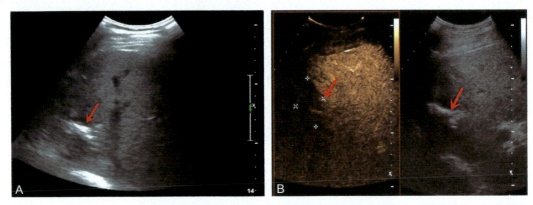

图 3-2-168　消融术后：原结节区域呈杂乱回声区，内部结构"塌陷"（图A、图B右）。超声造影：该区域三期无增强，且范围较消融前明显扩大，提示曾行扩大范围消融术。超声造影诊断：符合病灶完全消融术后表现（图B左）。泡型包虫病病灶为乏血供病灶，由于内部因血管化不良，在超声造影中常表现为无增强。部分非典型泡型包虫病病灶内部呈低增强，这些病灶常常为小体积病灶，与病灶内部尚未完全形成凝固性坏死有关。微波消融术是利用微波的电磁场能量，使组织中的水分子和蛋白质分子产生剧烈振荡，从而产生摩擦热，导致病灶组织凝固和坏死。泡型包虫病病灶经热消融后原位形成坏死组织，无血流灌注。超声造影表现为周缘及内部三期无增强，与周围肝组织分界清楚

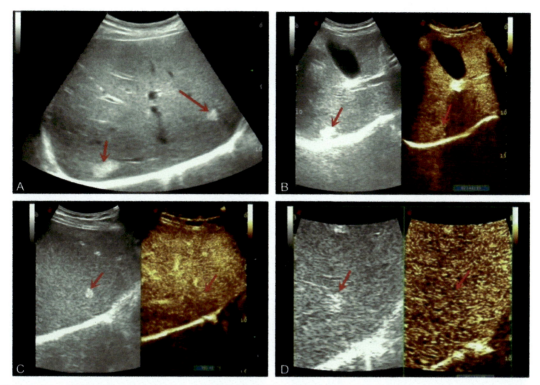

图 3-2-169 消融术前：肝内可见 2 个稍强回声结节，分别位于肝右后叶上段（大小约 2.4cm×1.5cm）及肝左内叶（大小约 1.1cm×0.9cm）（图 A），边界清楚，形态欠规则，内部回声均匀，其中右后叶上段结节邻近膈肌（图 B 左）。超声造影：右后叶上段结节动脉期呈稍高增强，门脉期及延迟期缓慢消退呈等增强，与周围肝实质分界欠清晰（图 B 右）。左内叶结节三期与肝实质同步增强，同步消退（图 C），局部放大观察，该结节增强后与周围肝实质无明显分界（图 D）。超声造影诊断：AE（未分类型）可能性大。患者行超声引导下微波消融术，术中穿刺病理：泡型棘球蚴病

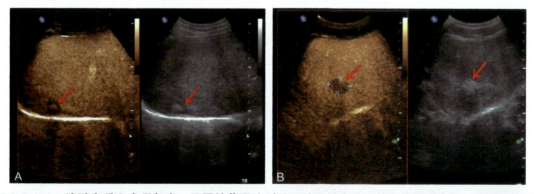

图 3-2-170 消融术后 3 个月复查：于原结节区分别见以稍强回声为主的不均质回声区，边界尚清晰，形态不规则（图 A 右、图 B 右）。超声造影：2 处区域三期无增强，内部及周缘均未见异常血流灌注，造影后与周围肝实质分界清楚（图 A 左、图 B 左）。余肝实质内未见异常回声。超声造影诊断：病灶完全消融术后

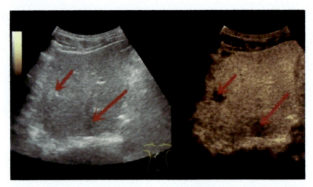

图 3-2-171　完全消融术后，病灶原位形成坏死灶，无血流灌注（左图），在超声造影中表现为三期无增强（右图）。由于肝脏的高代偿性，肝组织可向坏死区代偿生长，因此随着术后时间的延长，病灶边缘可能出现周围肝实质向消融区"蔓延"的趋势，但边缘增强与周围肝实质几乎同步增强

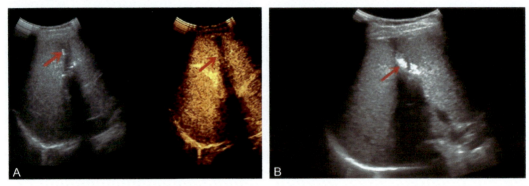

图 3-2-172　患者既往有肝包虫病消融术史 3 月余。于肝右叶包膜下见不规则强回声灶伴有 条状低回声区，延续至包膜下（图 A 左、图 B）。超声造影：强回声灶与周围低回声区三期均无增强（图 A 右）

超声造影诊断：符合完全消融术后瘢痕形成表现。热消融术对病变组织进行原位灭活，这个过程会导致局部组织的坏死和破裂，从而引发一系列的炎症反应。随着炎症反应的进行，成纤维细胞在局部聚集并增殖，合成和分泌大量的胶原蛋白和其他细胞外基质成分，填补和替代被破坏的组织，这些胶原蛋白和基质成分逐渐形成瘢痕组织。在瘢痕形成的早期，可能会有部分低回声区，代表局部的液体积聚或组织反应，后期则会表现为较正常组织的稍强回声区，或者是回声不均匀的混合回声区。这可能因为纤维结构的增多或钙质成分沉积。

二、肝外泡型包虫病

临床研究结果发现，泡型包虫病几乎全部原发于肝脏，其他肝外脏器如脑、心脏、肾脏、眼眶、骨髓腔等发病率不足 10%。由于其浸润和转移的生物学特性，其在肝外器官内多表现为边界模糊，形态不规则，回声不均匀，内部可存在强回声灶或液性暗区，多数情况下可于肝脏内追溯到原发灶。见图 3-2-173 ～图 3-2-175。

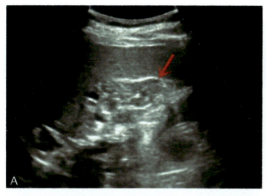
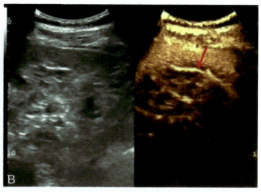

图 3-2-173　患者右侧肾上腺区有一不均质回声团，边界部分欠清晰，形态较规则。其内回声不均匀，可见条状强回声及小片状液性暗区，邻近肝脏组织呈稍受推挤现象（图 A、图 B 左）。超声造影：右侧肾上腺区不均质回声团边界部分呈不均匀高增强，内部无增强（图 B 右）。故考虑为肾上腺泡型包虫病冰雹型

　　泡型棘球蚴病理学形态结构为无数直径为 0.1 ～ 1.0cm 的小囊泡集合，大体观一般呈单个巨块型，为淡黄色或白色的囊泡状团块，质地较硬，与周围组织分界不清晰。泡型包虫病以出芽的方式或浸润式增殖，不断产生新囊泡，深入组织，类似肿瘤，不仅可以直接侵犯邻近的组织结构，还可以经淋巴和血供转移到腹膜后和远隔器官如脑、肺等部位，故有"虫癌"之称。随着病灶的生长与机体炎症反应，加之寄生组织血管化不良，病灶可出现机化、钙化、坏死等表现。泡型棘球蚴病灶与周围正常肝实质之间存在"边缘带"，"边缘带"与病灶的活性密切相关。超声造影通过静脉注射纯血池造影剂，能够清晰反映病灶的血流微循环灌注与生物学边界。因此，肝泡型包虫病超声造影病灶边缘可出现环状增强，内部为无增强区表现。

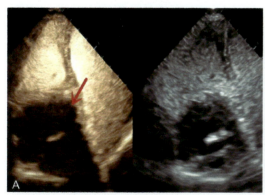
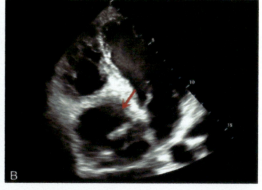

图 3-2-174　右心房内有一类圆形团块影，与心房壁及房间隔分界不清晰，内部为不均匀液性低回声，周边囊壁厚薄不均匀，呈"空腔"征（图 A 右、图 B），故考虑为泡型包虫病假囊肿型（泡型包虫病伪囊型）。这是由于棘球蚴增殖生长过快，病灶中心营养供应不足，发生变性、坏死，形成熔岩状液化腔，由于没有明确囊壁，故病灶往往外形不规则。超声造影：病灶中心无任何显影剂进入（图 A 左），可表明其中心无任何滋养血管，其边缘及内部由于虫体钙盐沉积或钙化而呈现高回声，也表明该类病灶其边缘往往密度较高

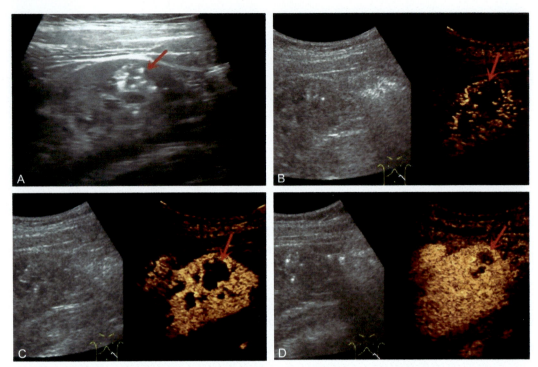

图 3-2-175　左肾下份实质内有一不均质稍强回声灶，边界模糊不清，形态不规则，纵横比＞1，内部可见点片状强回声（图 A、图 B 左、图 C 左、图 D 左），邻近肾实质未见明显受压征象。超声造影：边缘不均匀稍高增强，内部可见散在小片状稍高增强，增强后范围未见明显变化（图 B 右、图 C 右、图 D 右）。故考虑为左肾泡型包虫病冰雹型

　　上述声像是由于多房棘球蚴寄生于肾脏组织内形成多房性微囊泡，随着病灶的生长与机体炎症反应，加之寄生组织血管化不良，病灶出现机化、钙化、坏死等表现，超声表现为形似暴风雪样杂乱回声。超声造影病灶边缘环状增强表明病灶边缘存在丰富的微循环灌注，提示该病灶代谢可能仍处于较活跃阶段。病灶内部片状增强提示内部存在少量血供。这可能与患者病程较短，病灶内部尚未完全形成凝固性坏死有关。

第**4**章

包虫病 CT 检查

CT 凭借其高分辨率，能够全面显示包虫病灶的特点，尤其对钙化敏感。CT 技术的多样性，包括 CT 增强扫描、CT 血管成像、CT 三维重建等，在包虫病的诊断、分期、治疗规划、手术导航及随访监测等多个环节，均显示出卓越的实用价值和科学指导意义。

第一节　囊型包虫病

一、肝脏囊型包虫病

对于肝脏囊型包虫病，遵循 WHO 的分类原则和标准，基于 CT 平扫图像进行分类。

1. CL 型 /CE 0 型（单纯囊肿型）　呈现为单房性囊性低密度影像，轮廓清晰，内部均匀无隔膜，囊壁无"双壁征"。

2. CE Ⅰ型（单囊型）　表现为单个囊性病灶，囊壁薄而光滑，内含清澈囊液，有时可见完整、清晰的子囊。囊壁与周围肝组织间通常存在明显的低密度环（双壁征），有助于与单纯性肝囊肿相鉴别。见图 4-1-1 ～图 4-1-7。

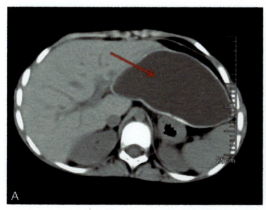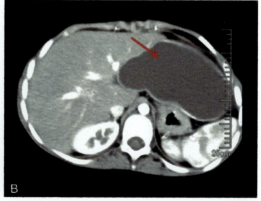

图 4-1-1　（图 A 为平扫图，图 B 为增强图）肝左叶可见巨大囊状病灶，病灶边界清晰，边缘光整，病灶囊壁稍增厚

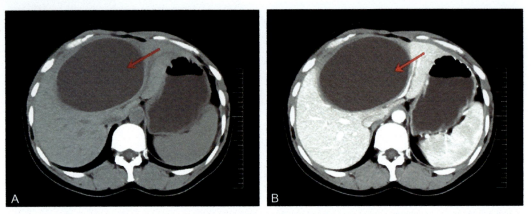

图 4-1-2 （图 A 为平扫图，图 B 为增强图）肝左右叶交接区可见囊状低密度影，病灶张力高，邻近结构受压推移。需与肝囊肿相鉴别的重点在于囊壁稍增厚，且囊壁密度稍高

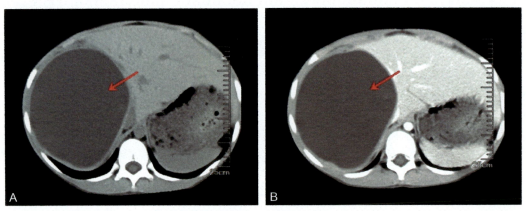

图 4-1-3 （图 A 为平扫图，图 B 为增强图）肝右叶可见巨大囊状低密度影，病灶边界清晰，边缘光整。注意囊壁较囊肿壁稍厚，增强扫描可见邻近结构受压偏移

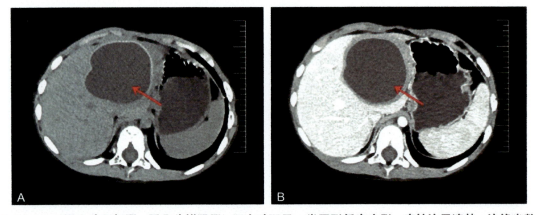

图 4-1-4 （图 A 为平扫图，图 B 为增强图）肝左叶可见一类圆形低密度影，病灶边界清楚，边缘光整。囊壁较厚，密度较高，囊液密度较低，呈水样密度。增强扫描未见明显强化

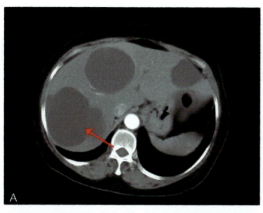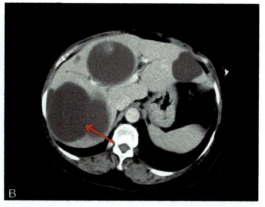

图 4-1-5 （图A为平扫图，图B为增强图）肝右后叶、肝右前叶/左内叶可见厚壁囊性灶，部分囊壁平扫密度稍增高。CE I 型包虫病需与肝囊肿相鉴别，后者囊壁菲薄，一般情况下囊壁少见钙化

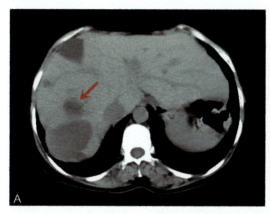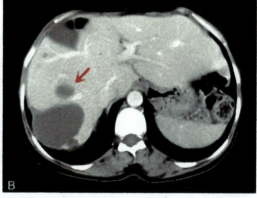

图 4-1-6 （图A为平扫图，图B为增强图）肝右后叶见多处囊性病灶，囊壁较厚，较小者增强扫描可见囊壁强化，病理结果提示为胆管囊腺瘤。胆管囊腺瘤为肝内罕见肿瘤，好发于中年女性，CT 检查中大多为多房囊性病灶，病灶内可见分隔，此种表现可与 CE 相似，部分胆管囊腺瘤可见壁结节，增强扫描可见囊壁、囊内分隔及壁结节轻至中度强化，但囊型包虫病囊壁及分隔多无强化，因此，对于有包虫病史及实验室检查阳性的患者，肝内囊性灶也需要仔细观察，以排除其他诊断

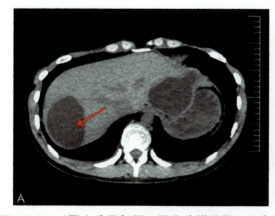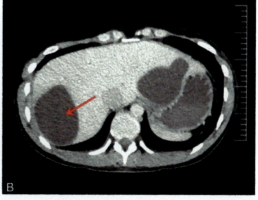

图 4-1-7 （图A为平扫图，图B为增强图）肝右后叶、左外叶分别可见厚壁囊性灶，增强扫描未见明显强化。对于同一器官内存在 2 个或多个 CE 病灶，称之为多发性 CE。本例需与囊肿相鉴别，后者囊壁多菲薄。如部分病例实在与多发肝囊肿难以鉴别，可结合患者病史与实验室检查结果

3. CE Ⅱ型（多子囊型） 病灶内可见多个大小不等的子囊，囊液较浑浊，囊壁及子囊壁可能呈网状分布，形成"蜂窝状"或"葡萄串状"结构。子囊间常有囊液、囊壁碎片或钙化灶。见图4-1-8～图4-1-11。

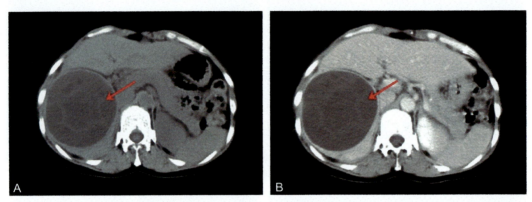

图4-1-8　（图A为平扫图，图B为增强图）肝右叶可见类圆形囊性病灶，病灶边界清楚，边缘光整。囊内可见多发大小不等的类圆形低密度影，沿囊壁生长，形似轮辐，这是多子囊型囊型包虫病的典型表现

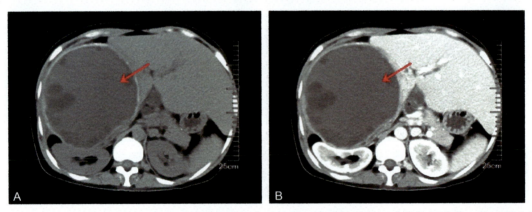

图4-1-9　（图A为平扫图，图B为增强图）肝右叶可见巨大囊性病灶，病灶边界清楚，囊壁可内见多发形态相似、大小不均的更低密度囊性病灶。"囊中囊"是多囊型包虫病的典型征象，早期阶段子囊小而圆地依次排列在母囊周边，随着子囊发育，变得大小不规则

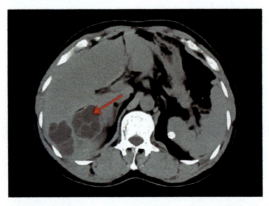

图4-1-10　肝右叶可见2个囊性低密度影，病灶边界清楚，边缘光整。其内可见分隔，分隔较厚，随着病程的延长，可有囊壁钙化，内外囊分离

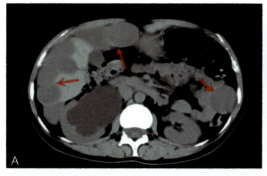
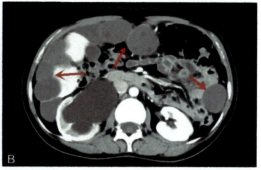

图4-1-11 （图A为平扫图，图B为增强图）肝内、大网膜、左侧腹腔内可见多发囊状低密度影（红色箭头），囊壁稍增厚，囊内可见数枚类圆形更低密度影，病灶边界清晰，边缘光整，均可符合CE Ⅱ型包虫病改变。CE同时影响多个器官称之为多器官CE，包虫病可以影响腹部多个器官，但很少累及腹膜后器官

4. CE Ⅲ型（内囊塌陷型） ① CE Ⅲ a型：表现为囊壁内侧部分塌陷，但仍保持一定的完整性，内囊塌陷区可见残余囊壁、子囊碎片或钙化灶。外囊与周围肝组织间仍可观察到"双壁征"。② CE Ⅲ b型：表现为囊壁内侧完全塌陷，形成复杂囊泡结构，囊壁内可见大量碎片、钙化灶及不规则的囊泡间隔。"双壁征"可能消失或不明显。见图4-2-12～图4-2-16。

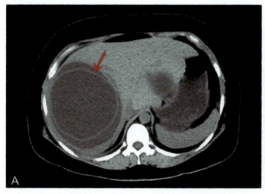
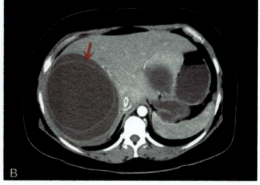

图4-1-12 （图A为平扫图，图B为增强图）肝右叶可见巨大囊性占位，病灶呈大囊套小囊改变，这是CE Ⅲ型内囊分离型包虫病的特征表现之一，由于内囊破裂，囊液进入内、外囊壁之间，出现"套囊征"改变

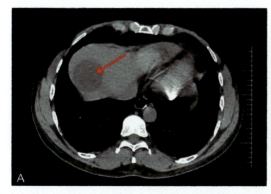
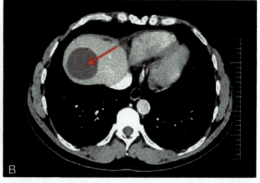

图4-1-13 （图A为平扫图，图B为增强图）肝右叶近膈顶可见囊性病灶，病灶内见线状分隔影，分隔张力不高，形似飘带。"飘带征"是内囊分离型包虫病CT征象之一，内外囊由于感染或损伤，导致内囊完全分离、脱落后漂浮在囊液中，脱落的内囊散开，呈飘带状阴影

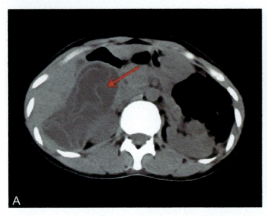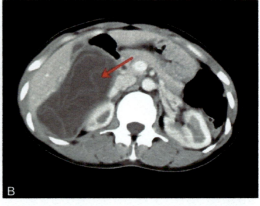

图 4-1-14 （图 A 为平扫图，图 B 为增强图）肝下分可见巨大囊性病灶，病灶内可见线状分隔影，分隔张力不高，形似飘带。"飘带征"是内囊分离型包虫病 CT 征象之一，内外囊由于感染或损伤，导致内囊完全分离、脱落后漂浮在囊液中，脱落的内囊散开，呈飘带状阴影

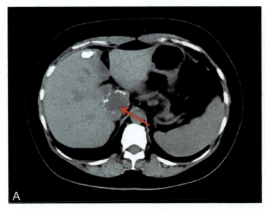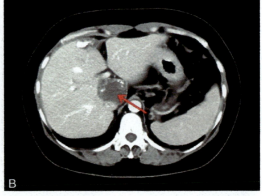

图 4-1-15 （图 A 为平扫图，图 B 为增强图）肝尾状叶可见一厚壁囊性病灶（红色箭头），病灶边界清晰，囊壁较厚，囊内可见多发小囊状结构，小囊壁见钙化，考虑为多子囊型包虫病。肝左内叶另可见一结节状钙化灶，钙化灶边界稍模糊，考虑为钙化包虫病。包虫病病程较长，在不同发展阶段可有不同的病理生理表现，因此可在同一患者体内存在不同类型的病灶

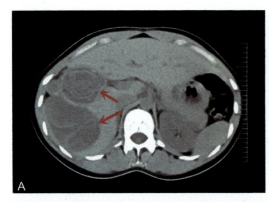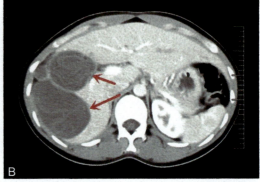

图 4-1-16 （图 A 为平扫图，图 B 为增强图）肝右叶可见 2 枚囊状囊性病灶，囊壁较厚，囊内可见"飘带征"，囊壁、囊内分隔未见明显强化。CEⅢ型包虫病需与胆管囊腺瘤相鉴别，后者常为肝内单发多房囊性肿块，其内可见纤维分隔，纤维分隔光整，也可见囊壁结节，增强扫描囊壁及分隔可有轻、中度强化

5. CE Ⅳ型(实变型) 表现为实质性肿块,囊液完全吸收,囊壁显著增厚、钙化或纤维化,病灶内部结构紊乱,可有局灶性钙化灶,难以识别原有囊壁结构。见图 4-1-17 ~ 图 4-1-19。

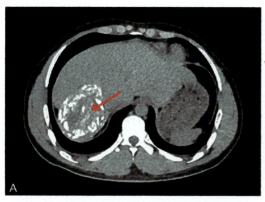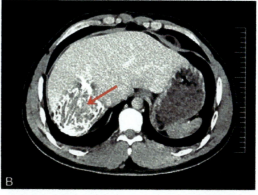

图 4-1-17 (图 A 为平扫图,图 B 为增强图)肝右叶可见团片状低密度病灶,其内可见斑片状、葱皮样钙化影。随着棘球蚴囊的逐渐退化、衰亡,囊液逐渐吸收,囊壁随之收缩、折叠,继而溶解、坏死、钙盐沉积,进而形成片絮样、葱皮状钙化灶

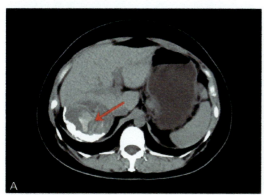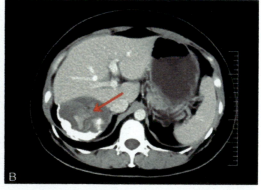

图 4-1-18 (图 A 为平扫图,图 B 为增强图)肝右后叶上段可见类圆形高低混杂密度病灶,病灶边界清楚,边缘光整。病灶自外向内可见明显厚壁样钙化,病灶内可见不均匀片状高密度影。随着病程进展,囊内囊液逐渐被吸收,囊壁随之收缩、折叠,继而溶解、坏死、钙盐沉积,随病程不同出现片絮状高密度影或片絮样钙化灶

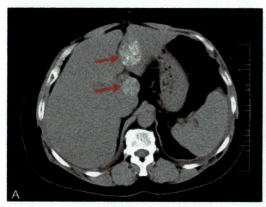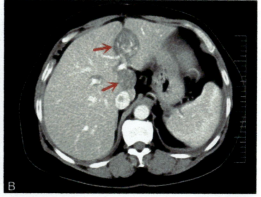

图 4-1-19 (图 A 为平扫图,图 B 为增强图)肝尾状叶、左外叶各见一平扫高密度病灶,病灶边界清楚,边缘光整,病灶内见片絮样、葱皮样钙化影,考虑钙化型囊型包虫病

6. CE Ⅴ型（钙化型）　表现为病灶完全钙化，呈均质高密度影，轮廓清晰，与周围肝组织对比明显。无囊液或囊壁结构可见，病灶边缘可有钙化壳包裹。见图 4-1-20 ～图 4-1-25。

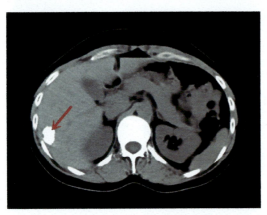

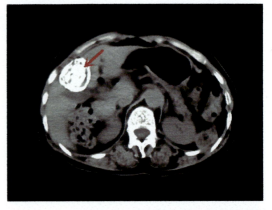

图 4-1-20　肝右后叶下段可见结节状完全钙化灶。随着包虫病的进展，病灶可出现钙盐沉积、病灶钙化的转归，但是导致肝脏钙化灶的原因多种多样，如血肿机化、肿瘤钙化、血管钙化、胆道结石和慢性肉芽肿感染性病变

图 4-1-21　肝内可见一巨大钙化灶，钙化灶的特点为厚壁钙化，其内见不规则片絮样钙化。此种钙化模式可符合钙化型包虫病的改变，囊性病灶退化，囊液吸收，囊壁折叠，钙盐沉积，呈现葱皮样、脑回样钙化

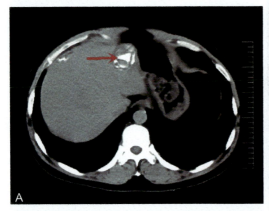

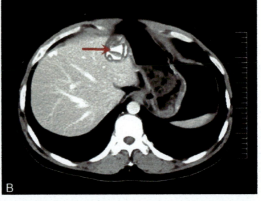

图 4-1-22　（图 A 为平扫图，图 B 为增强图）肝左外叶可见团片状混杂密度病灶，其内可见葱皮样钙化影。囊型肝包虫囊逐渐衰亡，囊液逐渐吸收，囊壁随之收缩、折叠，继而溶解、坏死、钙盐沉积，进而形成片絮样、葱皮状钙化灶

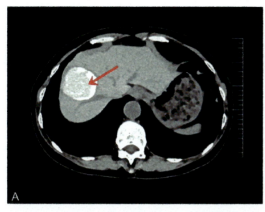
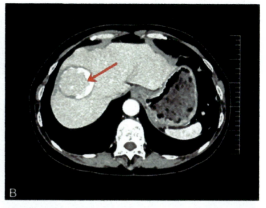

图 4-1-23　（图 A 为平扫图，图 B 为增强图）肝右前叶上段可见类圆形异常密度影，病灶边界清楚，边缘可见厚壁钙化，病灶内部密度不均匀增高。这是钙化型 CE 的典型表现之一，囊壁及囊内容物的钙盐沉积，也从侧面反映了病灶失活

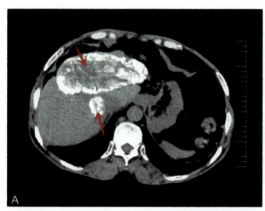
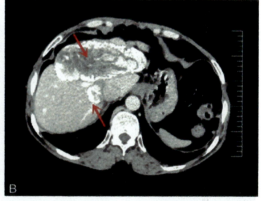

图 4-1-24　（图 A 为平扫图，图 B 为增强图）肝左叶、肝右前叶上段近下腔静脉处分别可见一混杂高密度肿物，病灶自外向内可见明显的厚壁葱皮样钙化，其内可见不规则低密度影，增强扫描病灶未见强化，考虑为多发钙化型囊型包虫病

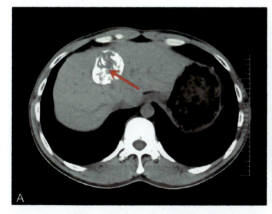
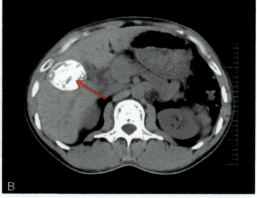

图 4-1-25　（图 A、图 B 均为平扫图）肝左内叶、右前叶分别可见一混杂高密度肿物，病灶自外向内可见明显的厚壁葱皮样钙化，其内可见不规则低密度影，考虑为多发钙化型囊型包虫病

7. 混合型 肝囊型包虫病不同亚型可同时伴发，也可合并肝泡型包虫病，以及肝脏其他良恶性占位性病变。见图 4-1-26 ～图 4-1-31。

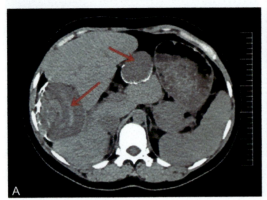
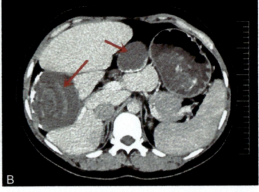

图 4-1-26　（图 A 为平扫图，图 B 为增强图）肝右叶可见一混杂低密度影，病灶边界清楚，边缘光整，可见弧形钙化灶，病灶内可见葱皮样高密度影。肝左叶另可见一囊状低密度影，囊壁增厚可见钙化。由于包虫病病史一般较长，且在不同发展阶段呈现不同的病理生理特征，故肝内存在不同时期的包虫病病灶很常见

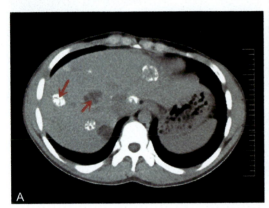
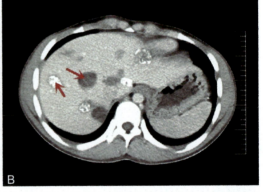

图 4-1-27　（图 A 为平扫图，图 B 为增强图）肝内可见多发大小不等的异常密度影，病灶边界清楚，边缘光整。增强扫描未见明显强化，可见钙化型、多子囊型、单纯囊肿型病灶。由于肝包虫病周期长，故肝内存在不同时期类型的包虫病病灶很常见

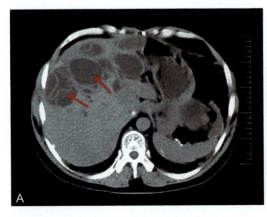
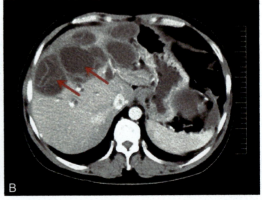

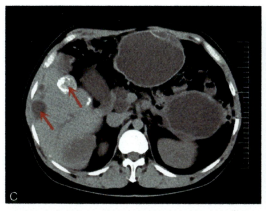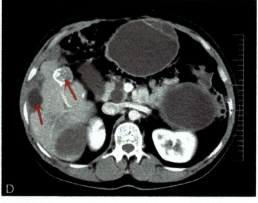

图 4-1-28 （图 A、图 C 为平扫图，图 B、图 D 为增强图）肝内可见单纯囊肿型、内囊分离型、钙化型囊型包虫病灶，病灶边界清晰，边缘光整，注意肝内胆管扩张，胆管可疑受侵

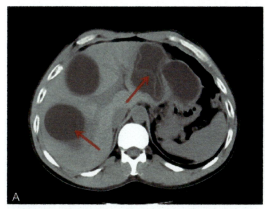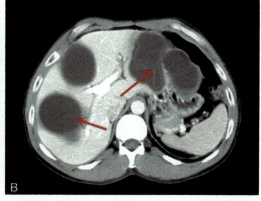

图 4-1-29 （图 A 为平扫图，图 B 为增强图）肝右叶、左外叶可见厚壁囊状低密度影，病灶边界清晰，边缘光整。肝左外叶可见囊状低密度影，其内可见"飘带征"，囊壁及"飘带"未见明显强化，考虑为单纯囊肿型合并内囊分离型囊型包虫病

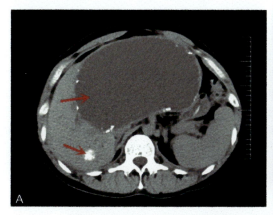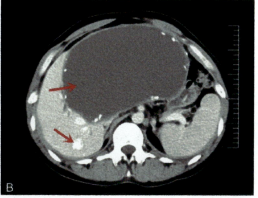

图 4-1-30 （图 A 为平扫图，图 B 为增强图）肝左叶可见巨大囊性灶，囊壁增厚可见点状致密影。肝右叶可见局灶性钙化灶，考虑为单纯囊肿型合并钙化型包虫病

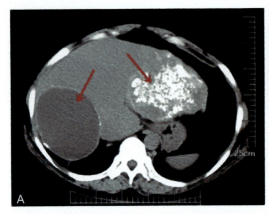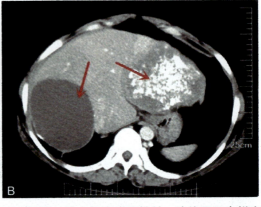

图 4-1-31 （图 A 为平扫图，图 B 为增强图）肝右后叶可见一较大低密度囊性灶，边缘可见壳样高密度钙化灶，病理检查证实为囊型包虫病，影像学符合 CE Ⅰ 型形态表现。左肝为一实性肿块影，其内伴有弥漫性钙化灶，增强后未见明显强化，病理检查证实为泡型包虫病，影像学表现符合 CE Ⅱ 型肿块型包虫病表现。囊型和泡型包虫由两种不同绦虫所致，可以同时感染同一宿主，累及多个器官，并且随着疾病发展或者治疗影响，两种类型包虫病可以处于不同的时期而分为不同类型

8. 手术治疗 手术切除是肝囊型包虫病的主要治疗方式之一，术后存在术区积液、复发、合并并发症等情况，相应也有多种影像学表现。见图 4-1-32 ～图 4-1-36。

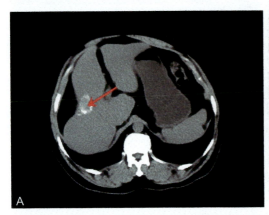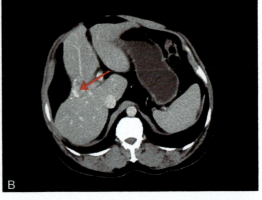

图 4-1-32 （图 A 为平扫图，图 B 为增强图）肝包虫病术后，肝右叶可见一混杂高密度结节影。结合患者既往史，考虑为钙化型囊型包虫病。肝包虫病术后复发是一个复杂的问题，可能由多种因素导致。复发的原因主要包括手术方式、病变的切除程度，以及再次感染等，建议患者术后定期进行血常规、肝功能检查和影像学检查以监测病情。手术过程中，如果病变未能完全切除干净或者术中处理不当，比如囊肿破裂导致囊液外溢，都可能增加复发的风险。此外，患者术后的生活习惯，如继续生食牛羊肉，防病意识淡漠，以及不遵循医嘱服用抗包虫病药物，均可能导致疾病的复发

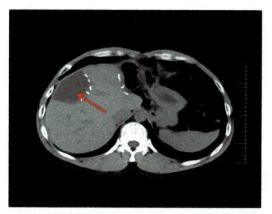

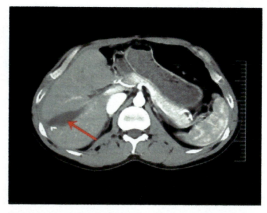

图 4-1-33 肝包虫病术后，术区可见短条状致密影及一囊状低密度影，囊状病灶张力较高，考虑为胆汁瘤的可能性大。手术治疗是肝包虫病的主要治疗方式，但术后可能会有复发或其他并发症，如胆汁瘤的形成。胆汁瘤是肝包虫术后可能形成的并发症之一，需与复发的包虫囊肿相鉴别。术前的详细评估、术中的精细操作和术后的密切监测都是预防和及时处理胆漏的关键步骤

图 4-1-34 肝包虫病术后，术区可见梭形水样密度影，考虑为术区积液。术区积液是术后常见状况，可因手术创伤、感染、胆管或淋巴管损伤导致，通常需要根据积液的性质和积液的量来确定进一步的治疗方案。少量的无菌积液可以自行吸收，而感染引起的积液，需要抗生素治疗，必要时需行引流术

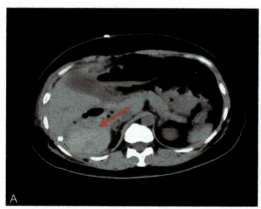

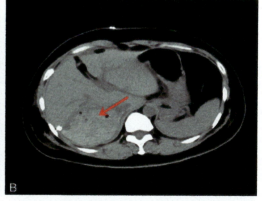

图 4-1-35 （图 A、图 B 均为平扫图）肝右后叶可见团片状混杂稍高密度影，病灶边界清晰，边缘光整，病灶周围可见散在气体密度影。结合患者病史，考虑为术后积血、积气。肝包虫病手术过程中，如果囊肿破裂或囊液外漏，极易导致包虫种植而形成继发性包虫病，或由于囊液刺激而导致过敏性休克。当术区出现积血，需监测患者生命体征，及时复查，以除外活动性出血造成更严重的后果

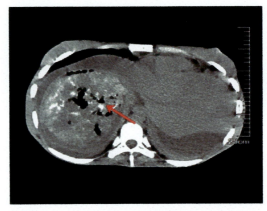

图 4-1-36　肝右叶可见混杂密度影，其内可见片絮状等密度影、高密度影及气体密度影，膈下可见游离气体影。结合患者病史，考虑为肝包虫病引流术后。肝包虫病的治疗方法中，引流术是一种重要的治疗手段，尤其适用于那些无法进行手术切除的患者。引流术主要包括经皮穿刺引流，这是一种微创治疗方法，通过 B 超引导穿刺抽吸囊液，然后用 10% 高渗盐水等药物反复冲洗囊腔，以达到治疗目的。这种方法适用于单囊型肝囊型包虫病，但对于多子囊型肝囊型包虫病，由于难以将多个子囊分别穿刺灭活，因此存在一定的复发风险。在进行肝包虫引流术时，需要注意的事项包括：确保穿刺点避开其他器官和较大血管，穿刺时要保证超声显示器始终显示针尖，快速减压以避免囊液外溢引起过敏，以及在抽出的囊液呈澄清的黄色或绿色时，提示囊腔与胆管相通，此时禁用乙醇，以免引起胆管黏膜损伤，宜用无菌高渗盐水或选择开放性手术治疗

二、肝外囊型包虫病

1. **肺部**　表现为类圆形囊性占位，边缘光整，密度均匀。较大的囊肿内、外囊壁间可能出现潜在的间隙界面，形成"双壁征"。若囊肿破裂，可能形成星月状液平面，上方有双层弧形透亮带，破裂严重时可见内囊塌陷，漂浮于液平面上，形成"水上浮莲征"。

2. **脑部**　表现为脑内圆形或类圆形囊性病变，囊内容物呈低密度影，可能伴有周边水肿。若囊肿破裂，相邻部位可出现多个囊性病变。

3. **肾脏**　表现为圆形或椭圆形，边界清晰，包膜较厚，内部可为分格状的低密度影。见图 4-1-37 和图 4-1-38。

4. **肾上腺**　形态无特异性，多为肾上腺区域囊性病灶，边界清晰，内可为分格状。

5. **腹腔**　表现为圆形或类圆形的囊性密度影，内、外囊壁间可有潜在的间隙界面，形成"双壁征"。多子囊型可能呈现为花瓣形分隔的"车轮征"或"蜂房征"。

6. **脾脏**　与肝囊型包虫病表现极为相似，可存在"双壁征""水上浮莲征""蜂房征"等。见图 4-1-37、图 4-1-38 ～图 4-1-42。

7. **心脏**　罕见，表现为心脏某部位局限性膨隆，向心腔或心外膜膨出，形成圆形、类圆形囊性占位病变，囊壁厚，可伴有子囊囊性密度影。

8. **骨骼（如脊柱）**　表现为沿着骨小梁间隙生长的囊肿，随着时间的推移，寄生虫可能破坏骨皮质，扩散到周围的软组织。包虫破裂时可见内囊分离，钙化比较少见，引起的骨侵蚀和破坏常与恶性肿瘤相混淆。

9. 腹腔 / 盆腔　表现多样，可能包括单囊型、多子囊型、内囊塌陷型、实变型和钙化型等。女性患者尤其需与妇科肿瘤相鉴别，增强技术有助于鉴别。

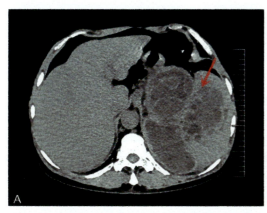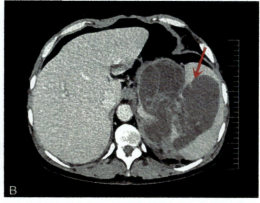

图 4-1-37　（图 A 为平扫图，图 B 为增强图）脾脏增大，形态失常，见多房囊性病灶，囊内见多发分隔，呈"飘带"样漂浮于囊内，增强扫描囊壁、囊内分隔未见明显强化。脾脏囊型包虫病亦可分为单纯囊肿型、多子囊型、内囊分离型、实变型、钙化型。本例为内囊分离型脾包虫病。脾脏包虫感染比较少见，孤立性脾脏受累更不常见，脾脏受累多见于以下三种情况：系统播散；从破裂的肝包虫囊肿腹腔内种植转移；在门静脉高压症中，通过肝门静脉和脾静脉从肝脏逆行传播到脾脏

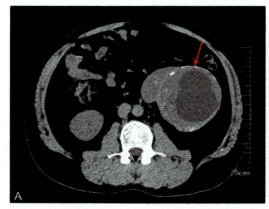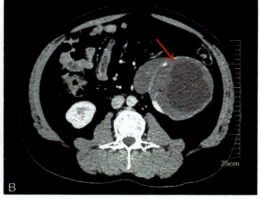

图 4-1-38　（图 A 为平扫图，图 B 为增强图）左肾形态失常，左肾上极见厚壁囊性病灶，囊壁光整，密度不均，见散在钙化灶，增强扫描囊壁未见明显强化。肾包虫病相对罕见，诊断主要依赖于流行病学资料、实验室检查及影像学检查；肾包虫病的典型表现为圆形、类圆形低密度影，病灶边界光滑、清晰，囊内密度均匀，如为多子囊型，病灶可见轮辐状影；由于肾脏本身的血供特点，致病机制多为棘球绦虫经肺循环入左心经主动脉入侵肾动脉所致，故影像学检查应包括肝、肺等器官

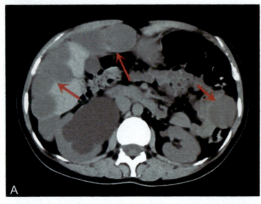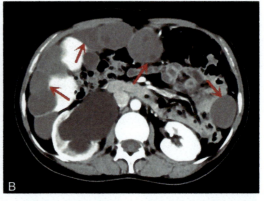

图 4-1-39 （图 A 为平扫图，图 B 为增强图）肝缘、大网膜、左侧腹腔见多发囊状低密度影，病灶内见多发更低密度小囊状影，增强扫描囊壁及其内小囊未见明显强化，考虑肝、大网膜、腹腔多发囊型包虫病，多子囊型。原发性腹膜包虫病很少见，继发性腹膜包虫病几乎都是由肝包虫病引起。它与肝囊肿自发破裂进入腹膜或手术期间囊肿液溢出有关。在这两种情况下，根据患者的免疫反应，包虫抗原突然释放到腹膜腔中可能会导致过敏反应。如果这种情况没有发生并且存在活生物体，则可能会形成多个包囊。需要注意的是，右侧肾盂、肾盏明显扩张积水，须进一步行盆腔检查，除外盆腔包虫病

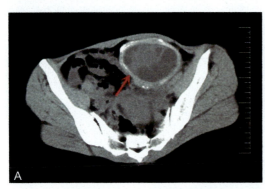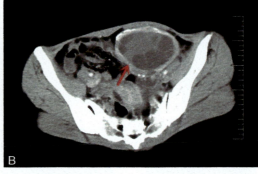

图 4-1-40 （图 A 为平扫图，图 B 为增强图）盆腔见一囊性混杂密度影，病灶边界清晰，边缘光整，囊壁增厚，平扫见钙化影，囊内见多发更低密度囊性灶，增强扫描囊壁及囊内容物未见明显异常强化，考虑盆腔多子囊型包虫病。与腹腔包虫病相似，盆腔包虫多来自于肝包虫囊肿破裂，种植转移

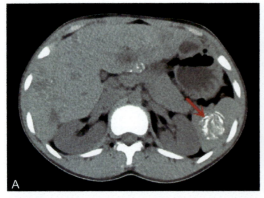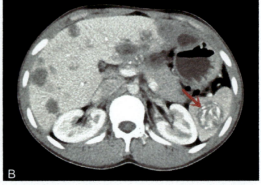

图 4-1-41 （图 A 为平扫图，图 B 为增强图）脾脏内见一类圆形混杂密度影，病灶边界清晰，边缘光整，病灶内见葱皮样钙化影，增强扫描病灶未见明显异常强化，考虑脾脏钙化型囊型包虫病。注意肝内多发厚壁囊性无强化灶，为肝囊虫病表现

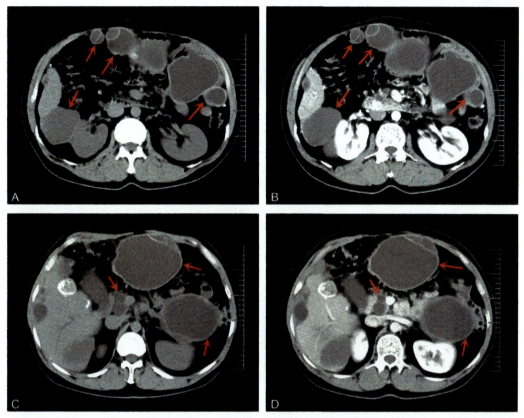

图 4-1-42 　（图 A、图 C 为平扫图，图 B、图 D 为增强图）腹腔见多发囊状低密度影，囊壁光整、稍增厚，增强扫描囊壁及其内小囊未见明显强化，考虑腹腔多发单纯囊肿型包虫病

第二节　泡型包虫病

一、肝脏泡型包虫病

对于肝脏泡型包虫病，德国乌尔姆大学根据肝泡型包虫病在 CT 影像上的多样化表现，将其划分为 5 种基本形态，每种形态代表了病灶在大小、形状、边界清晰度、内部结构等方面的特定组合，不同形态反映了泡状棘球蚴在肝脏内不同阶段的生长模式和宿主组织反应。例如，弥漫性浸润型（Ⅰ型）可能代表早期、广泛扩散的病灶；主要囊性（Ⅲ型）可能表示相对静止、囊液丰富的病灶；小囊性 / 转移性（Ⅳ型）则可能提示病灶具有潜在的播散能力。

（一）基本形态学分型

1. 弥漫浸润型 （diffuse infiltrating） ①有囊性成分；②无囊性成分。见图 4-2-1 ～图 4-2-6。

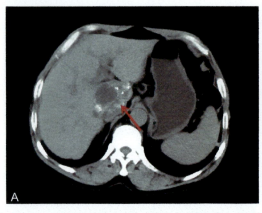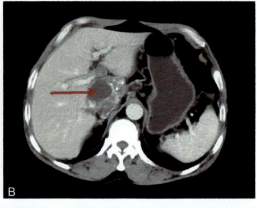

图 4-2-1 （图 A 为平扫图，图 B 为增强图）肝尾状叶增大，其内可见囊实性混杂密度肿块影，病灶边缘区见数个小囊泡状低密度影，呈弥漫性，边界不清晰，中心见较大囊性病灶。病灶内可见多发点状、结节状高密度影，提示伴有多发钙化灶。增强扫描实性成分似有轻度强化，与邻近下腔静脉关系密切，下腔静脉相应管腔变窄，其内可见充盈缺损，提示下腔静脉受侵

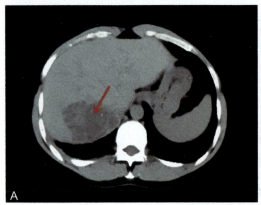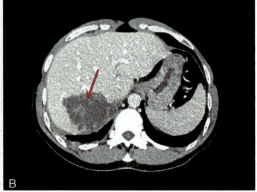

图 4-2-2 （图 A 为平扫图，图 B 为增强图）肝右叶可见大片状低密度影，其内可见少许实性成分及点状钙化灶，边缘区可见数个小囊泡状低密度影，呈弥漫性，边界不清晰。增强扫描病灶未见确切强化，与邻近肝右静脉分界不清晰，提示肝右静脉受侵

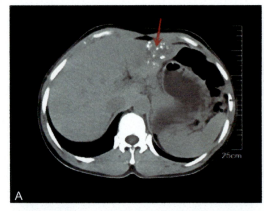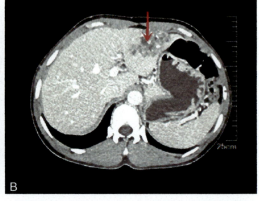

图 4-2-3 （图 A 为平扫图，图 B 为增强图）肝左叶可见片状混杂密度影，边界欠清晰，其内可见多发点状、结节状高密度影（钙化灶）及少许小类圆形稍低密度影。增强扫描病灶显示相对清晰，实性程度似轻度强化

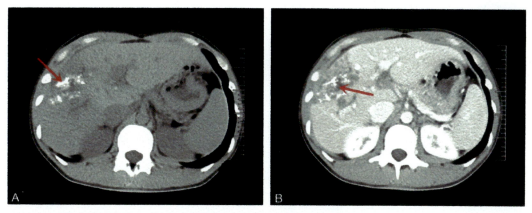

图 4-2-4　（图A为平扫图，图B为增强图）肝右叶可见一较大团片状混杂密度影，其内散在结节状、点状、杆状高密度影及斑片状、不规则样稍高密度影（提示不同性质钙化），可见少许斑片状稍低密度影。增强扫描病灶强化不明显，右肝内胆管轻度扩张，提示胆管受侵

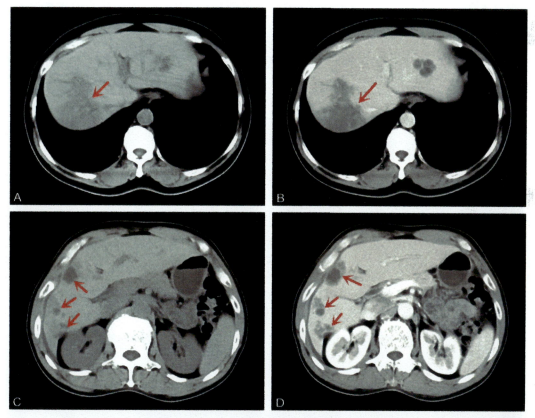

图 4-2-5　（图A、图C为平扫图，图B、图D为增强图）肝实质内多发不规则斑片状稍低及低密度影，增强扫描未见明显强化，病灶边缘较平扫显示清晰，其内另可见无强化囊性成分（长箭头）及小水泡影（短箭头）。弥漫性浸润型没有明确的中心病灶，其主要特征是病灶呈弥漫性分布并向周围组织扩散，形态不一。微小的水泡结构被认为是病变的基本结构。在较大的Ⅰ型病变或在疾病治疗过程中，可出现较大的囊样结构，单一或多个，这些与上述小水泡成分不同，这些代表病变的坏死区域，并且可能作为指示疾病进程的重要参数

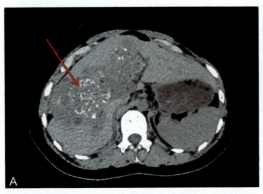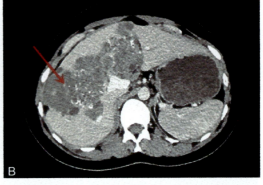

图 4-2-6　（图A为平扫图，图B为增强图）右肝及左肝内侧段可见大片状稍低密度影，其内弥漫分布点状、小结节及短条状钙化灶。增强扫描病灶无明显强化，其内散在微小囊泡影。此类型病灶中并不含有较大的囊样区，然而多个微小囊泡影也可以汇聚形成较大的囊样区，这是一个动态发展的过程。与这些囊泡成分不同的是，在大多情况下，肝内胆管位于病变周围，这些胆管可能局部充血，似乎与病变汇合

　　2. 主要为边界清晰的肿瘤样型　（primarily circumscribed tumorlike）　①有囊性成分；②无囊性成分。见图 4-2-7 ～图 4-2-32。

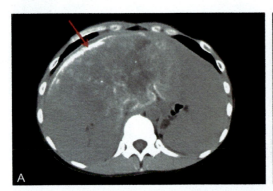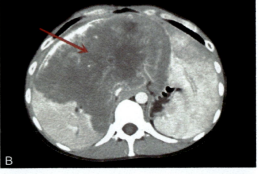

图 4-2-7　（图A为平扫图，图B为增强图）肝脏体积增大，脾脏受压推挤，肝左右叶及尾状叶区域可见巨大团块状稍低密度影，形态不规则，边界不清晰，其内密度不均匀，可见不规则斑片状稍低密度影（提示坏死区），并散在条片状、羽毛状及沙粒样钙化影。增强扫描病变强化不明显。肝右叶肝内胆管轻度扩张，提示胆管受侵。门静脉及部分左右分支、肝静脉各支、下腔静脉受累，局部狭窄、纤细，部分显示不清。肝左叶门静脉两侧可见低密度管道影，提示肝内淋巴淤滞

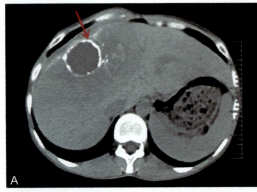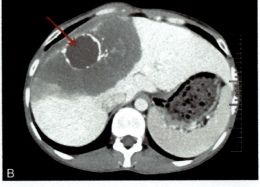

图 4-2-8　（图A为平扫图，图B为增强图）CT：肝右叶 - 左内叶可见巨大囊实性团块影，以实性成分为主，团块内见囊泡影，边缘伴有壳状、斑点状钙化灶。增强扫描实性成分轻度强化，病灶与邻近膈肌分界欠清晰

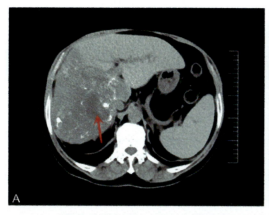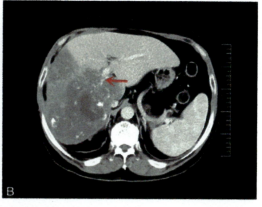

图 4-2-9 （图 A 为平扫图，图 B 为增强图）肝脏比例稍失调，肝右叶形态失常，肝右叶可见团片状混杂密度影，其内可见片状低密度影（提示坏死），散在结节样、颗粒状钙化灶。增强扫描未见确切强化。门脉右支显示欠清晰，提示受侵。病灶与下腔静脉局部紧贴，可疑受侵

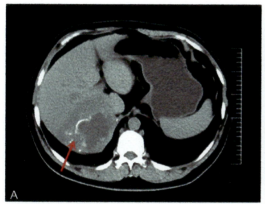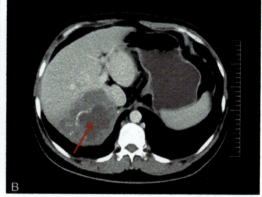

图 4-2-10 （图 A 为平扫图，图 B 为增强图）肝右叶 - 右侧肾上腺区可见一形态欠规则混杂密度团块影，其内可见片状稍低密度影及点片状、弧形钙化灶。增强扫描轻度不均匀强化，提示肝右静脉受侵。肿块与邻近下腔静脉分界不清晰，提示受侵

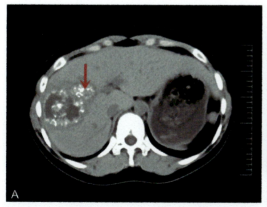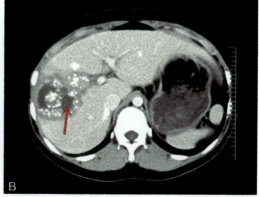

图 4-2-11 （图 A 为平扫图，图 B 为增强图）肝右叶可见一混杂密度肿块影，病灶中心见不规则片状液体密度影，边缘隐约见环形稍低密度影，病灶实性成分内多发不规则钙化灶，边界较清晰，增强扫描环形低密度影轻度强化，提示炎性反应带可能，中心液体密度影未见强化

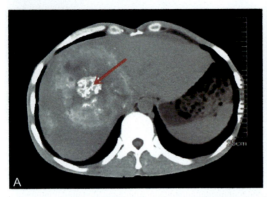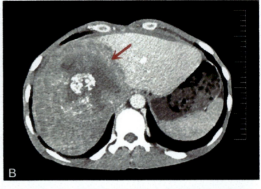

图 4-2-12　（图 A 为平扫图，图 B 为增强图）肝右叶 - 左内叶 - 尾状叶可见巨大混杂密度团块影，部分边界欠清晰，病灶边缘区可见环状稍高密度钙化带，中心见多发可能状钙化及斑片状稍低密度影，外周带可见带状稍低密度（提示虫体周围肉芽肿反应）。增扫描病变强化不明显，边缘可见少许强化影。病变局部包裹局部下腔静脉及肝静脉，中肝静脉及右肝静脉显示不清（提示受侵）。下腔静脉局部明显变窄，显示欠佳

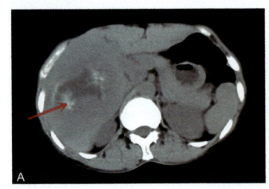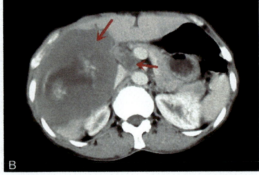

图 4-2-13　（图 A 为平扫图，图 B 为增强图）肝脏体积增大，肝右叶可见巨大稍低密度团块影，呈混杂密度，病灶内可见不规则斑片状、条状钙化灶，中央区可见不规则无强化低密度影（提示坏死成分）。增强扫描后病灶未见明显强化，局部可疑轻度强化，下腔静脉局部受压变窄，边界尚可见（提示粘连），病变包裹门静脉右支（提示受侵）。肝右叶内胆管稍显扩张。肝门部可见实性结节影，其内可见斑片状稍低密度影。增强扫描未见确切强化，提示肝门部淋巴结转移

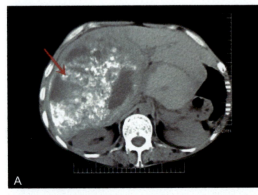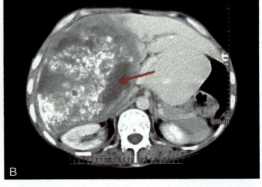

图 4-2-14　（图 A 为平扫图，图 B 为增强图）肝脏变形、体积增大，肝右叶 - 肝左内叶可见一巨大混杂密度肿块影，局部边界欠清晰，其内可见片状、簇状钙化影及散在片状低密度影。增强扫描病灶未见确切强化，门静脉右支、肝右静脉显示不清（提示受侵），肝门部、右肾受压，肝内胆管轻度扩张

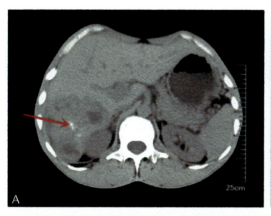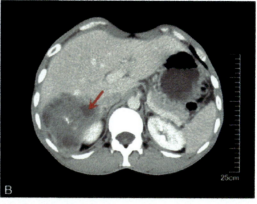

图 4-2-15　（图 A 为平扫图，图 B 为增强图）肝右叶可见一混杂密度肿块影，病灶内散在斑片状低密度影，中心可见点结状钙化灶，边界较清晰。增强扫描边缘带可见轻度强化，提示炎性反应带可能。病灶内斑片状低密度影未见确切强化，提示坏死成分

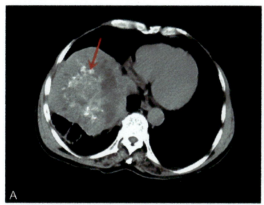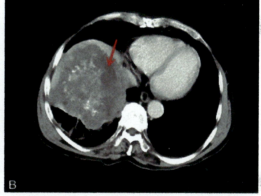

图 4-2-16　（图 A 为平扫图，图 B 为增强图）肝脏右叶实质内可见混杂密度团块影，病灶内散在斑片状低密度影及点结状、不规则斑片状钙化灶，肿块形态不规则，边界欠清晰。增强扫描病变边缘显示相对清晰，未见明显强化。病灶内斑片状低密度影未见确切强化，提示坏死成分

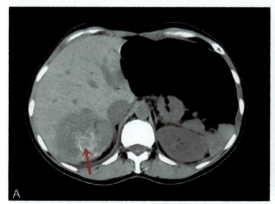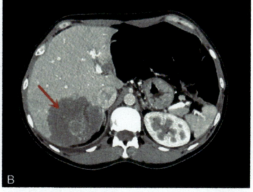

图 4-2-17　（图 A 为平扫图，图 B 为增强图）肝右后叶可见稍低密度肿块影，边界清晰，其内可见羽毛状、砂砾状高密度钙化影，未见囊性成分。增强扫描未见确切强化，局部与肝右静脉分界欠清（可疑受侵），与下腔静脉分界清晰

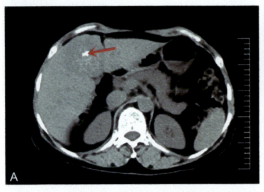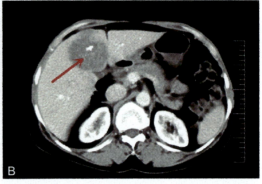

图 4-2-18 （图 A 为平扫图，图 B 为增强图）肝左内叶 - 右前叶可见稍低密度肿块影，局部边界不清晰，病灶中心可见结节样钙化，未见囊性成分。周围见少许砂砾样钙化，增强扫描强化不明显

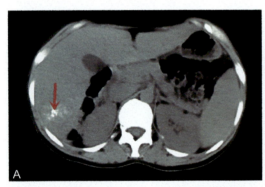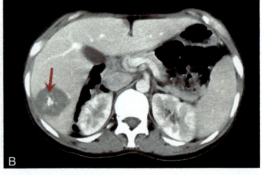

图 4-2-19 （图 A 为平扫图，图 B 为增强图）肝右后叶可见混杂密度肿块，以实性成分为主，内见弥漫性钙化，其未可见囊性成分，肿块边界尚清晰。增强扫描未见强化

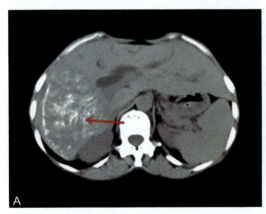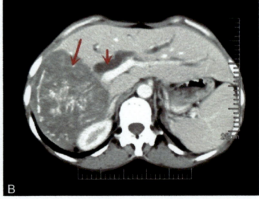

图 4-2-20 （图 A 为平扫图，图 B 为增强图）肝右叶可见巨大混杂密度肿块影，累及右叶大部，边界欠清，边缘不光整。以实性成分为主，其内可见弥漫性钙化，呈条状、短条状及结节状改变，增强扫描病灶未见明显强化。肿块包裹门静脉右支及右肝静脉，导致其管腔闭塞（提示受侵），左叶肝内胆管扩张（提示受侵）。肿块内缘紧贴下腔静脉肝前段

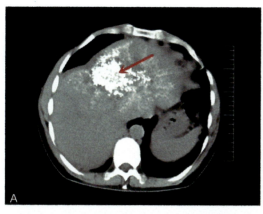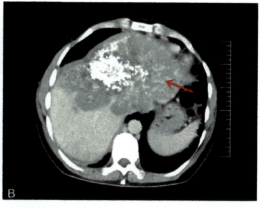

图 4-2-21　（图 A 为平扫图，图 B 为增强图）肝脏体积增大，实质密度减低，肝实质（左叶为主）内可见巨大团块状混杂密度影，其内可见多发斑片状、团块状及砂砾状高密度钙化和少许小囊状低密度影。增强扫描病灶未见明显强化，局部肝包膜回缩，门静脉左支、左肝静脉受侵

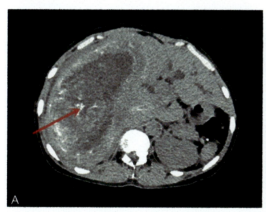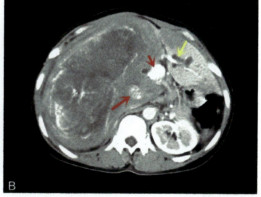

图 4-2-22　（图 A 为平扫图，图 B 为增强图）肝脏体积明显增大，以右叶增大为主，实质密度不均，肝内可见巨大混杂密度团块影，边界欠清晰。病灶边缘区可见环状稍高密度钙化带，中心可见多发羽毛状、点结状钙化及不规则斑片状稍低密度影，外周带可见带状稍低密度（提示虫体周围肉芽肿反应）。增强扫描后病灶未见明显强化。肝门部结构紊乱，肝门部胆管明显受压、推移，管腔狭窄，肝内胆管扩张（黄色箭头），提示受侵。肝门部门脉（红色短箭头）左右支受压、显示不清。病灶局部包埋下腔静脉（红色长箭头）

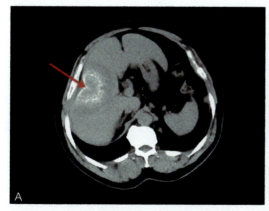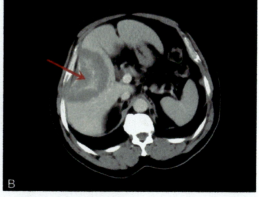

图 4-2-23　（图 A 为平扫图，图 B 为增强图）肝右叶可见一混杂密度团块影，团块以实性成分为主，可见砂砾样、斑片状钙化。增强扫描未见确切强化，邻近肝包膜局限性回缩

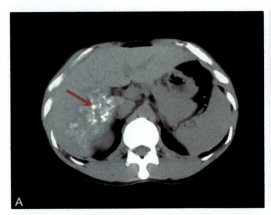 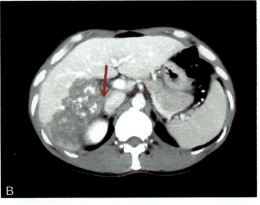

图 4-2-24　（图 A 为平扫图，图 B 为增强图）肝右叶 - 尾状叶可见团片状混杂密度影，其内可见散在多发点状、小结节状钙化影。增强扫描未见确切强化，局部与下腔静脉分界欠清晰

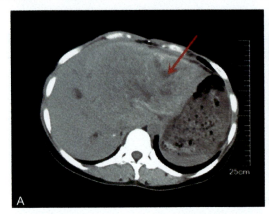 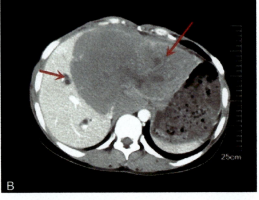

图 4-2-25　（图 A 为平扫图，图 B 为增强图）肝内可见巨大肿块影（长箭头），以左叶为主，边界尚清晰，密度不均匀，其内及部分边缘可见斑点状及条状钙化。增强扫描后未见明显强化，左肝动脉、门静脉左支、肝左、中静脉、下腔静脉及胆管受侵，被包裹，管腔变窄而显示不清，左右肝内胆管明显扩张（短箭头）。第二肝门受侵

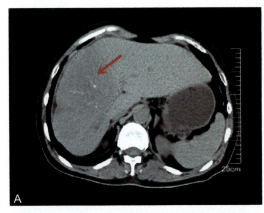 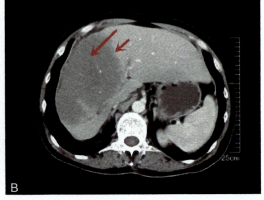

图 4-2-26　（图 A 为平扫图，图 B 为增强图）肝左内叶 - 肝右叶可见团块状稍低密度影（长箭头），形态不规则，密度不均匀，其内可见少许点状、条状钙化影。增强扫描未见明显强化，包绕局部肝中、右肝静脉及门静脉右支，部分显示不清，邻近肝内胆管扩张，提示受侵。局部肝脏边缘欠光整，邻近脂肪层欠清，可见片絮状稍高密度影（短箭头），提示受侵或炎性反应

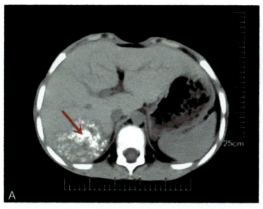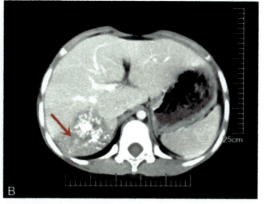

图 4-2-27 （图 A 为平扫图，图 B 为增强图）肝右后叶可见一不规则团块影，密度不均匀，其内可见弥漫分布点状、结节状高密度影，边界尚清晰。增强扫描未见明显异常强化

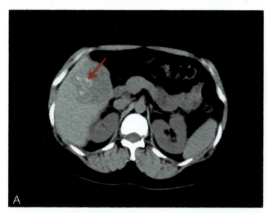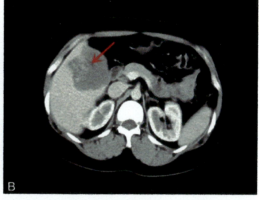

图 4-2-28 （图 A 为平扫图，图 B 为增强图）肝右叶可见一不规则混杂密度肿块，边界清晰，病灶以稍低密度为主，其内可见少许小斑片状更低密度区及砂砾状钙化。增强未见明显强化

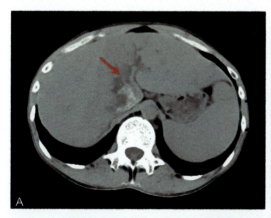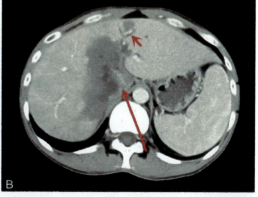

图 4-2-29 （图 A 为平扫图，图 B 为增强图）肝实质内见数个大小不一团块及结节影，呈混杂密度，较大团块内可见实性成分及囊性成分，实性成分内见砂砾样钙化。增强扫描病灶本身不强化，在周围正常强化肝实质背景下，病灶边界显示清晰，为 AE 典型强化方式。病灶与下腔静脉右侧份分界不清晰，肝静脉起始部及肝右静脉显示不清，病变包裹门静脉左支，提示下腔静脉、肝静脉及门静脉左支受累（长箭头）。肝左叶内可见轻度扩张胆管影（短箭头）

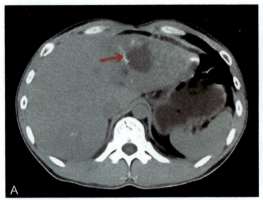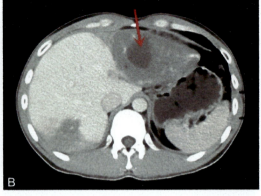

图 4-2-30　（图 A 为平扫图，图 B 为增强图）肝内散在片状、结节状稍低密度影，以等密度实性成分及散在高密度钙化灶为主，肝左叶较大病灶内见囊性灶，增强扫描病灶未见明显强化，边缘显示清晰。门静脉左支截断、显影不清，提示受侵

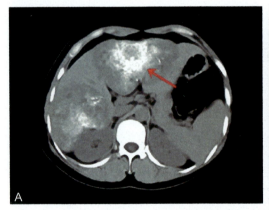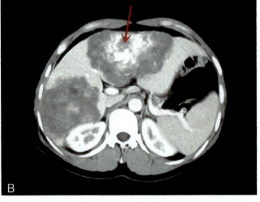

图 4-2-31　（图 A 为平扫图，图 B 为增强图）肝左、右叶分别可见一团块状实性混杂密度影，呈斑片状钙化。增强扫描边缘显示清晰，实性成分无明显强化。肝内多发实性占位，需与转移瘤相鉴别。后者有原发肿瘤病史，钙化少见，增强扫描可见典型环形强化，呈"牛眼征"改变

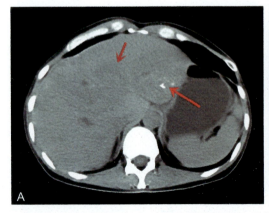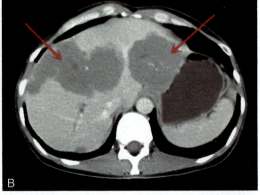

图 4-2-32　（图 A 为平扫图，图 B 为增强图）平扫见肝实质密度不均匀，稍降低，未见确切病灶边缘，左肝外侧段内可见少许点状、小结节样钙化灶，增强扫描肝内稍低密度未见强化，呈多发大小不一、边界清晰相对低密度结节、团块影，此为 AE 典型强化方式。部分病灶内见轻度扩张肝内胆管影，提示胆管受累

3. 囊性成分　见图 4-2-33 ～图 4-2-43。

（1）主要为内部囊性成分（直径 3 ～ 8cm）（primarily cystoid-intermediate）：①边缘有更多实性成分；②边缘无更多实性成分。

（2）主要为广泛分布的囊性成分（直径＞ 8cm）（primarily cystoid-widespread）：①边缘有更多实性成分；②边缘无更多实性成分。

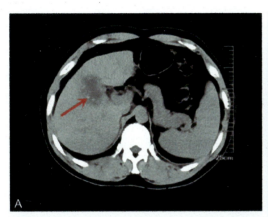
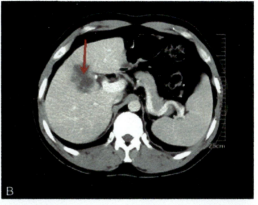

图 4-2-33　（图 A 为平扫图，图 B 为增强图）肝右前叶下段可见一稍低密度肿块影，大小约 32mm×36mm×72mm，其内伴有数个结节状高密度影。增强扫描未见明显强化，门静脉右前支显示不清

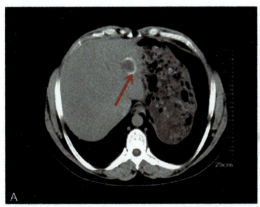
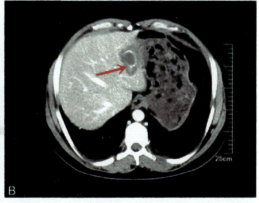

图 4-2-34　（图 A 为平扫图，图 B 为增强图）肝左叶可见一囊状低密度影，边缘可见壳状钙化，钙化外周隐约可见带状略低密度影。增强扫描病灶未见确切强化，钙化外周可见带状低密度影，显示相对清晰（提示虫体周围肉芽肿反应）

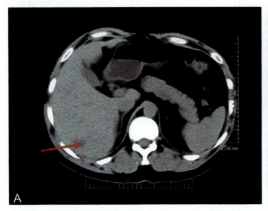
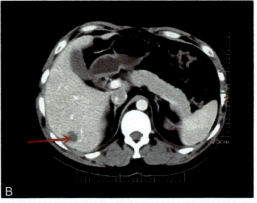

图 4-2-35 （图 A 为平扫图，图 B 为增强图）肝右后叶下段可见类圆形低密度影，边界欠清晰。增强后未见明显强化，局部边缘欠光整

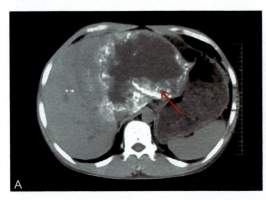
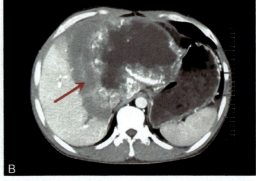

图 4-2-36 （图 A 为平扫图，图 B 为增强图）肝实质内可见不规则团块状混杂密度影（病灶主要位于肝左叶），其内可见较大囊状低密度影，囊内壁不光整，凹凸不平（提示内部大量液化坏死，推断该病程达数年以上），周围可见厚薄不均实性成分壁，其内可见多发斑片状、点状及条状钙化影。增强扫描后病灶周围可见宽大带状稍低密度影，边缘可见轻度强化。病灶内部未见明确强化，病灶侵犯第二肝门、第一肝门，肝门胆管受累。左肝管未见显示，右肝管及肝内胆管轻度扩张，局部包埋下腔静脉肝段，门脉左支、肝中、左静脉未见明确显示（提示受侵）

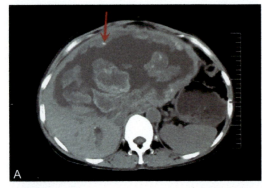
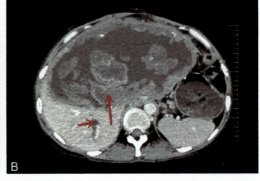

图 4-2-37 （图 A 为平扫图，图 B 为增强图）肝脏体积增大，实质密度不均匀，肝内可见一巨大肿块影，累及整个左半肝及部分右前叶及尾叶，呈混杂密度（囊实性），中间可见大囊，囊内壁不光整（长箭头），凹凸不平（提示内部大量液化坏死，推断该病程达数年以上）。团块内可见实性成分、钙化灶。增强扫描后病变呈不均匀轻度强化，周围肝实质强化明显。下腔静脉局部受压变窄，第一肝门结构被包埋，门静脉、左肝及中肝静脉显示不清，右叶肝内胆管扩张（提示受侵）（短箭头）

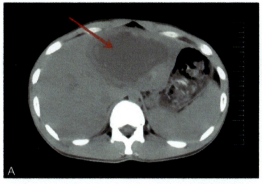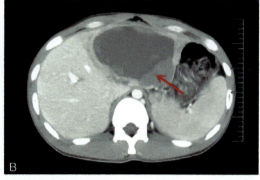

图 4-2-38 （图 A 为平扫图，图 B 为增强图）肝左叶可见一以囊性成分为主的肿块影，可见较厚实性成分囊壁，局部可见块状等密度影，边缘模糊。增强扫描后边缘实性成分可见明显强化（提示浸润带，可能与其较高代谢活性相关）。肝左外叶胆管扩张。门静脉左支、左肝静脉显示不清（提示受侵）

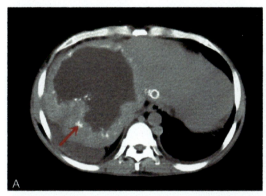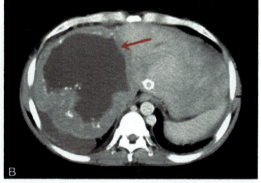

图 4-2-39 （图 A 为平扫图，图 B 为增强图）肝左外叶形态饱满、增大（提示代偿性肥大）。肝实质内可见一巨大囊性为主的团块影，累及整个右叶、尾叶及左内叶，边界欠清晰，囊壁不规则，边缘可见较多微小结节状高密度钙化影，其外周可见带状略低密度影。增强扫描显示边缘轻度强化（提示浸润带，可能与其较高代谢活性相关）。门静脉右支及左、中、右肝静脉未见显示（提示受侵），腹后间隙、后腹壁见大量侧支血管，奇静脉、半奇静脉增粗、扭曲（提示侧支循环形成）。下腔静脉可见支架置入

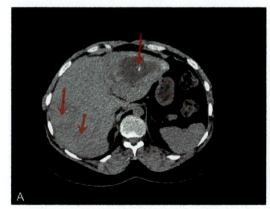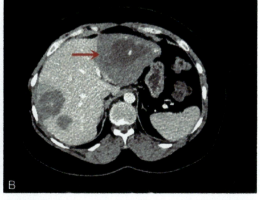

图 4-2-40 （图 A 为平扫图，图 B 为增强图）肝实质内可见多发大小不一团块、结节样稍低密度影，左肝外侧段较大病灶呈囊实性，囊样中心可见小点片状钙化灶，边缘实性成分散在弥漫型钙化灶。增强扫描后病灶边缘显示清晰，中心可见一单一无强化囊性病灶，考虑为病灶中心坏死。周围环绕花环样较厚无强化实性成分

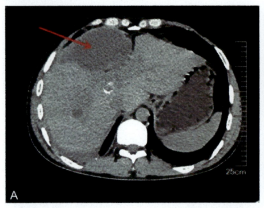
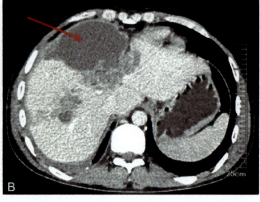

图 4-2-41 （图 A 为平扫图,图 B 为增强图）肝实质内可见多发大小不一斑片、团片状低密度及稍低密度影。增强扫描后病灶无明显强化,可见薄壁无强化囊性病灶,较大者位于左肝内侧段,病灶边缘实性成分较少。肝实质内另可见散在无强化小水泡及少许小片状钙化灶。肝门静脉显示不清,提示受侵

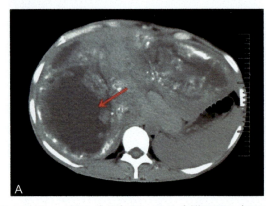
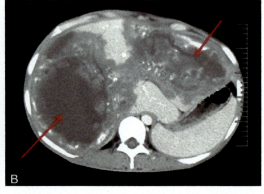

图 4-2-42 （图 A 为平扫图,图 B 为增强图）右肝及左肝可见巨大囊实性病灶,囊性灶位于病灶中心区域,周围多发实性成分环绕,其内壁欠光整伴有多发实性团片影,凸向中心囊性病灶,实性成分内多发弥漫性、点片状、条片状钙化灶。增强扫描后病灶无强化,并可见左、右肝内巨大病灶局部相连

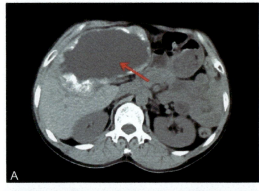
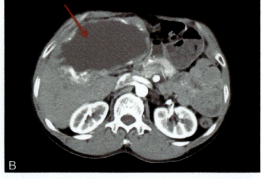

图 4-2-43 （图 A 为平扫图,图 B 为增强图）肝脏体积增大,轮廓不光整,肝叶比例失调。肝实质内可见数个大小不等结节状、团块状混杂密度影,大者位于肝左叶,病灶主体以囊性密度为主,边缘可见少许不均匀实性成分、高密度钙化影。增强扫描后病灶强化不明显。肝左静脉、肝中静脉、门静脉左支显示不清,局部走行中断,提示受累。局部肝内胆管轻度扩张,考虑为胆管受压或胆管炎性改变所致

4. 小囊状/转移灶型 （< 3cm） （small-cystoid/metastatic） 见图 4-2-44。

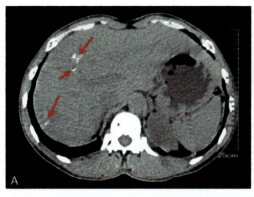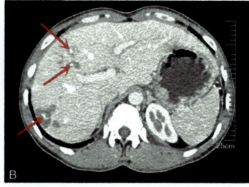

图 4-2-44　（图 A 为平扫图，图 B 为增强图）肝实质内散在分布数个小片状稍低密度影，增强扫描未见强化，中心可见少许小点片状高密度钙化灶。位于中心的小钙化是Ⅳ型病变的特征表现，与其他类型的疾病一样，随着疾病的进展，这些钙化可能变得更加明显。Ⅳ型病变与Ⅲ型病变不同，通常不会在其边缘出现实性部分及钙化，并且大多数Ⅳ型病变直径小于 3cm。在Ⅳ型病变没有中心钙化的情况下，难以与富含蛋白质的囊肿或低密度转移瘤相鉴别

5. 主要钙化型（mainly calcified）　　见图 4-2-45 ～图 4-2-47。

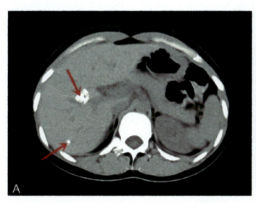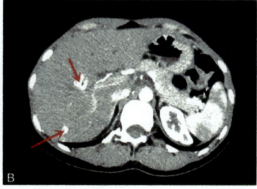

图 4-2-45　（图 A 为平扫图，图 B 为增强图）肝右叶可见 2 个结节样高密度影，其内密度稍欠均匀。增强扫描未见强化

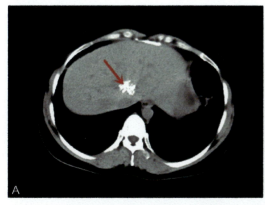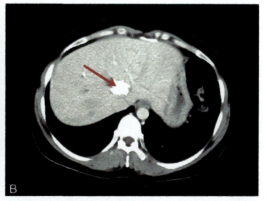

图 4-2-46　（图 A 为平扫图，图 B 为增强图）肝尾状叶及肝左内叶交界处可见致密团块影，其内可见斑点状、片状高密度影，边界较清晰。增强扫描未见强化，肝内胆管稍显扩张

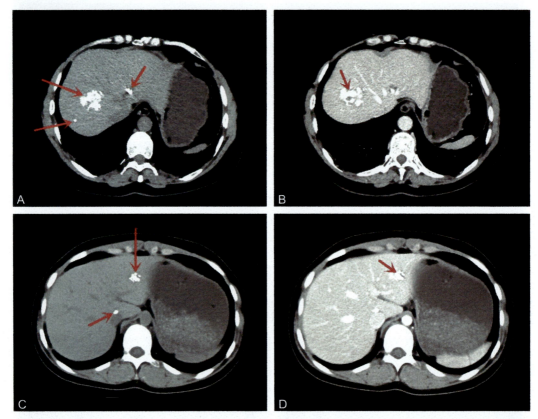

图 4-2-47　（图 A、图 C 为平扫图，图 B、图 D 为增强图）肝内见数个稍低密度结节影伴结节样、条状钙化灶，病灶以钙化为主（红箭头），边缘见少许实性病灶，增强扫描未见明显强化。这类型病灶虽然以钙化为主，但偶尔也会在病灶边缘观察到少许实性或囊性部分（红箭头），在病变的整体范围内是微不足道的，通常认为很少或没有传播性，也可能是宿主的特定免疫反应导致了这种快速、明显的钙化

（二）钙化模式

　　钙化是肝泡型包虫病发展过程中的一种常见现象，反映了病灶内组织坏死、纤维化、炎症反应的程度和分布。不同的钙化模式可能与病程的长短、感染的活跃程度、宿主免疫反应的强弱等因素有关，为理解疾病病理生理机制提供了线索。CT 对钙化具有高度敏感性，德国乌尔姆大学根据肝泡型包虫病的 CT 所示的钙化分布，将病灶划分为 5 种钙化模式：①羽毛状钙化；②局灶性钙化；③中心性钙化（仅出现在Ⅳ型）；④弥漫性钙化；⑤边缘性钙化。见图 4-2-48 ～图 4-2-59。

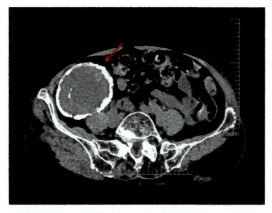

图 4-2-48　盆腔右侧分可见一囊性病灶，边缘可见高密度环形强化，呈蛋壳样改变，邻近肠管受压移位

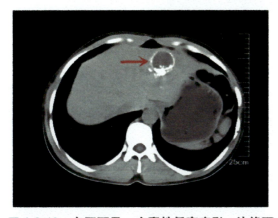

图 4-2-49　左肝可见一小囊性低密度影，边缘可见环形及小条片状高密度钙化灶

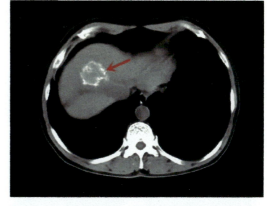

图 4-2-50　右肝可见一团块状稍低密度影，中心以等密度实性成分为主，密度较均匀。边缘可见不规则花环样钙化灶环绕，边界欠清晰

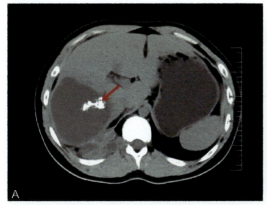

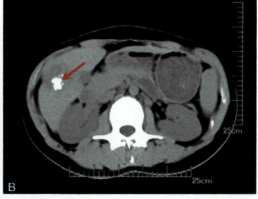

图 4-2-51　（图 A、图 B 均为平扫图）右肝可见一低密度囊性病灶，边缘较清晰，其内可见一不规则高密度钙化灶。右肝包膜下可见一斑片状稍低密度影，边缘模糊，其内可见一团片状高密度钙化灶，呈局灶性分布，局部肝缘稍牵拉内凹

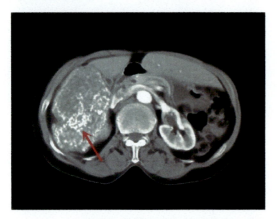

图 4-2-52　右肝缘欠规整呈局部波浪改变，右肝可见一巨大高低混杂密度影，基本占据整个肝右叶，其内弥漫性广泛分布点状、结节状及短条状高密度钙化影。增强扫描病灶未见明显强化

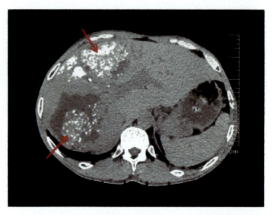

图 4-2-53　肝内可见多发囊实性、高低混杂密度影，实性成分内可见多发团片、砂砾及点状钙化灶，呈弥漫性分布，病灶边缘不清。左肝内胆管轻度扩张

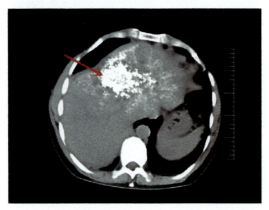

图 4-2-54　肝叶比例失常，左肝体积增大，其内可见一巨大高低混杂密度影。边缘显示不清，其内可见大量砂砾状、细点状钙化灶，呈弥漫性分布

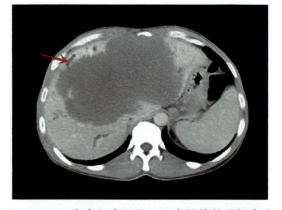

图 4-2-55　左右肝内可见一巨大团片状稍低密度影，边缘稍模糊，部分位于左肝包膜下，病灶内未见钙化灶。增强扫描后病灶中心未见强化，可见少许边缘强化，考虑为病灶对周围肝实质的浸润。肝实质内可见轻度胆管扩张（箭头），部分血管中断，考虑为受侵

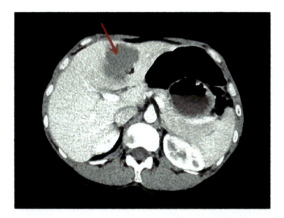

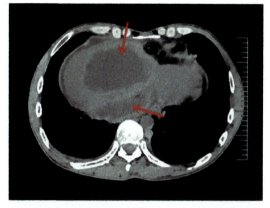

图 4-2-56　左肝内可见一斑片状稍低密度影，边缘稍模糊，病灶内未见钙化灶，增强扫描未见强化

图 4-2-57　右肝可见多发团片状、斑片状低密度影，边缘显模糊，未见钙化灶。肝内单发或多发无钙化低密度病灶需与肝囊肿、肝脓肿相鉴别。肝囊肿边缘清晰，增强扫描不强化，不会引起周围胆管系统及门脉系统的受侵或受压推挤。肝脓肿形态呈圆形或不规则低密度影，边缘模糊，其内可有分隔、小气泡或气 - 液平面显示。增强扫描可见环形强化脓肿壁，外周可见低密度水肿带环绕

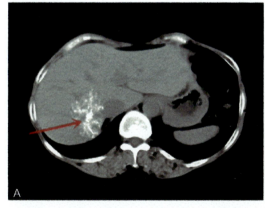

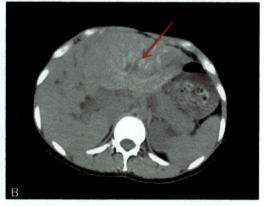

图 4-2-58　（图 A、图 B 均为平扫图）肝实质内可见斑片状稍低密度影，其内可见多发点状、带状高密度钙化灶，呈羽毛状分布

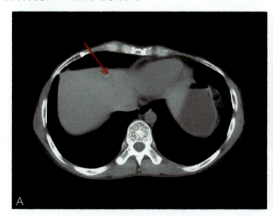

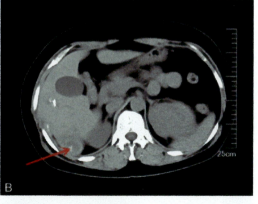

图 4-2-59　（图 A、图 B 均为平扫图）肝内可见单发或多发小片状稍低密度影，病灶中心可见小点片状钙化灶。此类钙化仅出现在Ⅳ型病变中，是该型病变的特征性表现

（三）混合模式

混合模式指由两种及以上不同形态学模式混合而成。见图 4-2-60 和图 4-2-61。

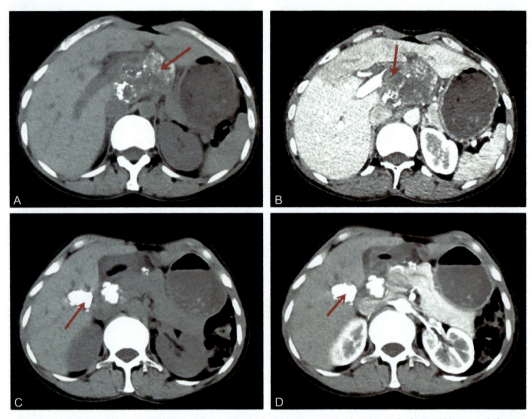

图 4-2-60　（图 A、图 C 为平扫图，图 B、图 D 为增强图）肝左叶可见混杂密度团块影，其内可见散在斑片状稍低密度影并见多发钙化灶，肿块局限向下生长凸出于肝脏轮廓之外。增强扫描未见明显强化，肿块包埋门静脉主干、左右门静脉主支，左主支管腔明显变窄（提示受侵）。另外，肝右叶可见一高密度结节影，边界清。肝内门静脉两侧可见管状低密度影，提示脏内淋巴淤滞

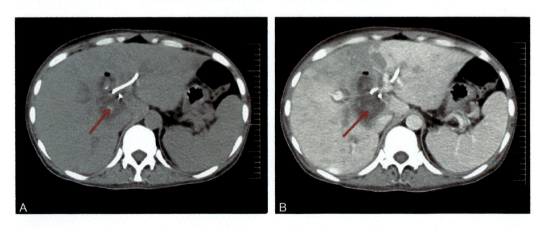

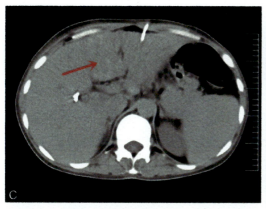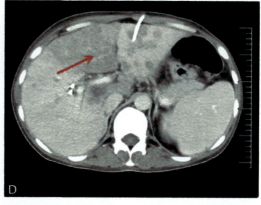

图 4-2-61 （图A、图C为平扫图，图B、图D为增强图）肝脏体积增大，实质内广泛分布大小不等的结节状、片团状混杂密度影，主要分布于肝门及左内叶，肝门结构被包裹，门静脉、肝门胆管变窄，近端肝内胆管扩张，提示受侵

二、肝外泡型包虫病

肝外泡型包虫病罕见，CT影像多展现其浸润性生长特性，如肺部泡型包虫病可表现为单发或多发的高密度结节或肿块，呈现棉花团样改变，内部可见多发的小空泡，随着疾病进展，可侵犯至邻近的胸膜或胸壁，导致胸腔积液或胸壁增厚；脑泡型包虫病则与脑内转移瘤相似，表现为低密度影和周围水肿，在较大的病变中，可能会观察到钙化；骨泡型包虫病通常表现为受累骨骼的溶骨性破坏，显示为骨皮质的不完整，病变周围可能会有软组织肿胀和钙化灶。见图 4-2-62 ～图 4-2-70。

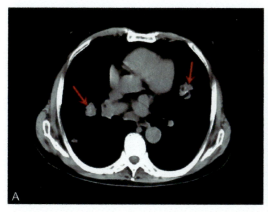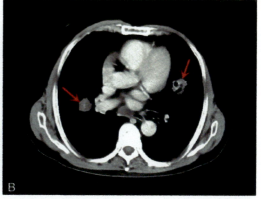

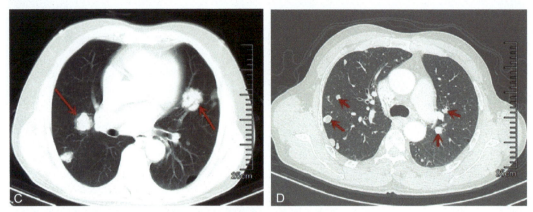

图 4-2-62 （图 A 为纵隔窗平扫图，图 B 为纵隔窗增强，图 C、图 D 为肺窗）双肺可见多发大小不一结节、团块影，呈浅分叶改变，边缘较模糊。部分边缘可见壳样钙化灶，增强扫描未见明显强化，考虑为包虫病。肺内多发结节样病变，需与肺转移瘤、肺内淋巴瘤相鉴别。转移瘤有原发肿瘤病史，病灶形态更趋于圆形，增强扫描可见强化，钙化罕见。淋巴瘤主要侵犯肺间质及支气管黏膜下组织，病灶主要沿支气管血管束分布、肺间质胸膜下，密度均匀并部分可见空洞及气 - 液平面，呈轻、中度均匀强化

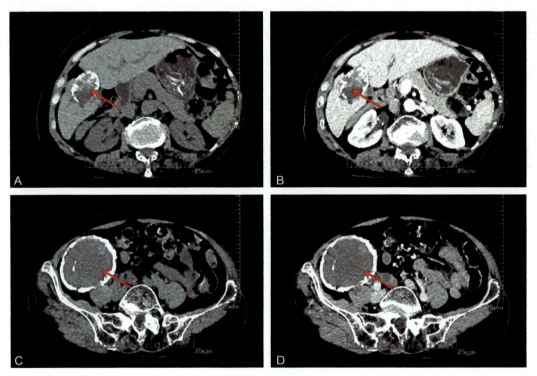

图 4-2-63 （图 A、图 C 为平扫图，图 B、图 D 为增强图）盆腔右侧份、肝裂区可见一类圆形、类椭圆形稍低密度影，中心可见点片状钙化，边缘可见壳样钙化灶。增强扫描未见明显强化，考虑为包虫病

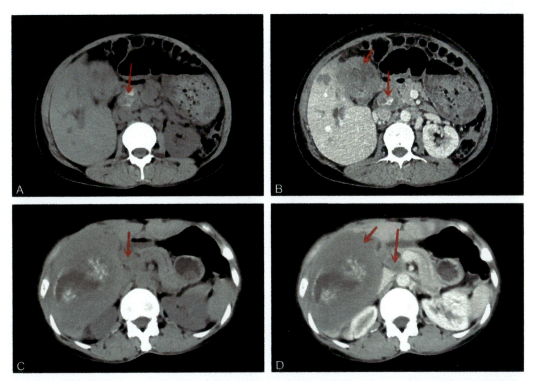

图 4-2-64　（图 A、图 C 为平扫图，图 B、图 D 为增强图）在两个病例中，肝门区均可见囊实性结节影（长箭头），中心呈囊样改变，边缘呈较厚实性成分伴有钙化灶。增强扫描未见明显强化，肝内可见形态类似病灶（短箭头）

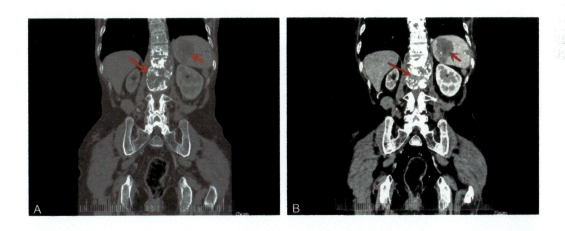

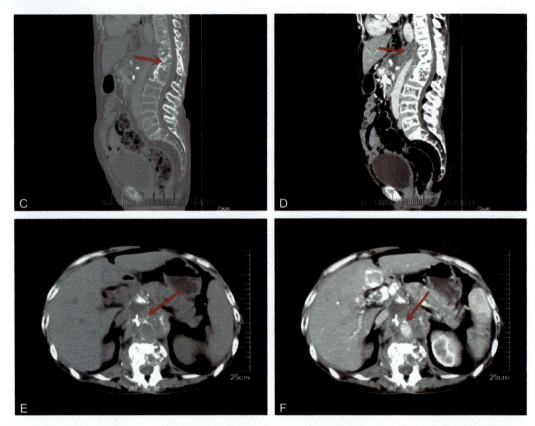

图 4-2-65　（图 A 为骨窗 -cor；图 B 为增强软组织窗 -cor；图 C 为骨窗 -sag；图 D 为增强软组织窗 -sag；
图 E 为软组织窗 -tra；图 F 为增强软组织窗 -tra）T_{11}—L_2 椎体及部分附件可见明显骨质破坏（长箭头），
溶骨及成骨共存，相应椎间隙变窄，周围（以前方为主）可见软组织肿块，其内可见钙化灶及低密度区，
增强扫描未见确切强化。病灶包绕腹主动脉，腹腔干、肠系膜上动脉起始段显示，以远未见确切显示，
右肾动脉未见确切显示，右肾萎缩，强化程度较对侧减弱，左肾代偿性增大。门静脉汇入部显示不清，
门静脉周围可见低密度影环绕，肝门及肝裂区域可见多发增粗区域血管影，食管 - 胃底静脉曲张。提
示病灶侵犯门脉系统及动脉系统，门静脉海绵样变，食管 - 胃底静脉曲张。脾脏多发圆形稍低密度影（短
箭头），大小约 4.2cm×3.6cm，其内可见钙化灶，增强未见明显强化

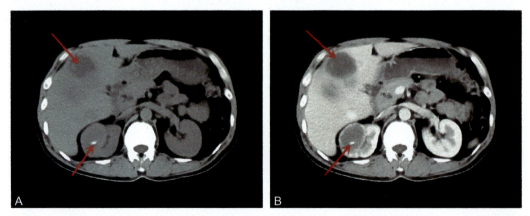

图 4-2-66　（图 A 为平扫图，图 B 为增强图）右肾实质内可见一类圆形稍低密度影，其内可见局限性
钙化灶。增强扫描未见强化，边缘较清晰，肝实质内另可见数个类似病灶

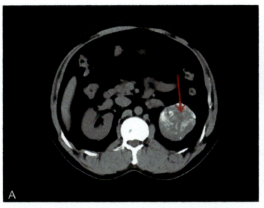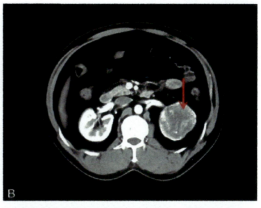

图 4-2-67　（图 A 为平扫图，图 B 为增强图）左肾上极可见一圆形等密度团块影，大小约 7.0cm×
7.0cm×3.5cm，边界较清晰，边缘可见弧形钙化、中心弥漫砂砾状钙化灶，增强扫描未见明显强化，
肾桥隔显示稍增厚。肾孤立性软组织占位，需与肿瘤性病变相鉴别，如错构瘤、肾透明细胞癌等。典
型错构瘤内含脂肪成分，肾癌常以血尿为临床症状，增强扫描可呈"快进快出"强化表现

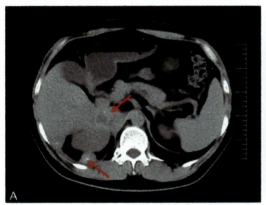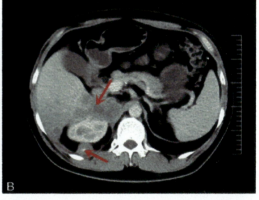

图 4-2-68　（图 A 为平扫图，图 B 为增强图）右侧肾前间隙、肾后间隙可见斑片、结节样混杂密度影，
其内可见少许点状、小片状钙化灶，增强扫描未见明显强化，与右肝后段、右肾、右侧肾上腺右肾动静脉、
下腔静脉分界不清。考虑为右侧肾周间隙包虫病，侵及肝右后叶、右肾实质、右侧肾上腺，下腔静脉

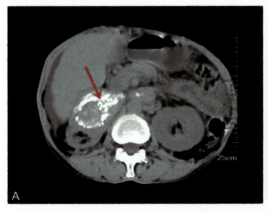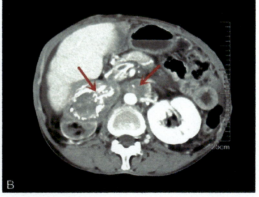

图 4-2-69　（图 A 为平扫图，图 B 为增强图）右侧肾周间隙及腹膜后、腹主动脉旁可见密度不均匀结
节影、团块影，其内可见多发结节状、斑片状钙化影，病灶范围约 13.3cm×5.0cm×7.4cm，并延伸
至对侧腹膜后，与左侧肾上腺分界不清晰，增强扫描未见明显强化。病灶与肝右后叶、右肾、右肾动
静脉、肠系膜上静脉及下腔静脉分界不清晰，提示受侵。右肾皮质变薄并实质强化较左肾不均匀减低，
提示右肾血管受累，血供减少。肝形态欠规整，肝周少量积液，提示肝硬化可能性大

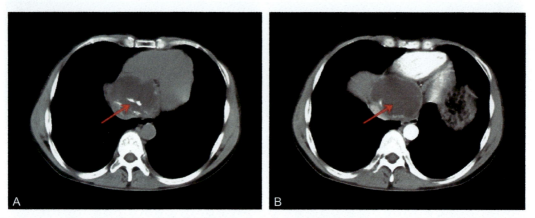

图 4-2-70　（图 A 为平扫图，图 B 为增强图）右心房及下腔静脉局部可见一团块状混杂密度影，呈薄壁囊性灶，其内可见条片状高密度钙化灶。同一病例内可见肝脏多发大小不一结节、团块状类似形态病灶，考虑为包虫病

第**5**章

包虫病 MRI 检查

MRI 具有无创、无电离辐射、多参数、多方位及多种成像技术的特性，诊断依赖于精准揭示病灶位置、内部成分、周边侵犯及功能影响，利用包括 T_1WI、T_2WI、DWI、动态增强成像、磁共振波谱分析、MRCP 及磁共振血管成像等多种成像技术，全面观察各组织脏器，准确评估病灶的侵犯程度和范围。同时，MRI 可通过多方位成像展示病灶与血管、胆管关系，评估手术可行性及风险，结合功能成像评估肝脏功能及药物治疗效果，是超声、CT 影像技术之外的重要补充手段。

第一节　囊型包虫病

一、肝脏囊型包虫病

对于肝脏囊型包虫病，依然遵循 WHO 的分类原则和标准，基于平扫 MRI 图像进行分类。

1. GL 型 /CE 0 型（单纯囊肿型）　表现为类圆形、信号均匀的囊性病灶,囊壁无"双层"征。囊壁在 T_1WI 上呈稍高信号, T_2WI 上呈低信号;囊液在 T_1WI 上呈低信号, 在 T_2WI 上为高信号。

2. CE Ⅰ型（单囊型）　表现为类圆形、信号均匀的囊性病灶,内、外囊壁间有潜在的间隙, 呈现"双壁征"。囊壁在 T_1WI 上呈稍高信号, T_2WI 上呈低信号;囊液在 T_1WI 上呈低信号, 在 T_2WI 上为高信号。见图 5-1-1 和图 5-1-2。

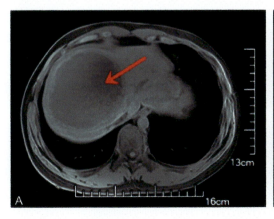
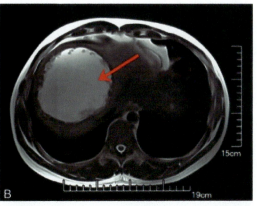

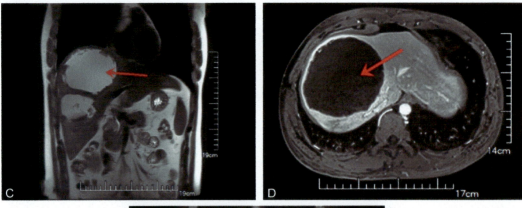

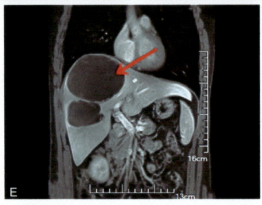

图 5-1-1　（图 A 为 T₁WI-tra；图 B 为 T₂WI-tra；图 C 为 T₂WI-cor；图 D 为 CE-T₁WI-tra；图 E 为 CE-T₁WI-cor）肝右叶可见 2 个大囊状异常信号影，T₁WI 呈均匀一致低信号，T₂WI 呈均匀一致高信号。病灶外囊壁光整，边界尚清晰，病灶内壁毛糙，可见多发壁结节影，增强扫描病灶未见明确强化。本例为单纯囊肿型包虫病。需与肝囊腺瘤相鉴别，两者之间的鉴别可从以下几方面入手。①影像学特征：肝囊腺瘤通常表现为肝脏内的多房囊样结构，可见向腔内生长的实性壁结节，增强扫描时壁结节有轻度强化。其囊壁多无环形或弧形钙化，囊内分隔可能可见强化。肝包虫病的影像学特征则包括：单纯囊肿型、囊壁增厚；"蜂窝状""轮辐状"等多子囊型特征；"套囊征""飘带征"等内囊分离型，增强扫描囊壁、囊内分隔未见明确强化。此外，不规则钙化是肝包虫病与肝肿瘤相鉴别的重要影像依据。②流行病学病史：肝包虫病通常与流行区的居住、工作、旅游、不洁饮食有关，患者可能有与犬、牛、羊等家养动物或野生动物及其皮毛的接触史。③临床表现：肝包虫病可能没有明显的症状，但如果囊肿较大，可能会引起压迫症状，如腹胀和隐痛。此外，如果囊肿破裂，可能会引起剧烈腹痛，伴有发热、荨麻疹及过敏性休克等。④实验室检查：免疫学检测可以帮助诊断肝包虫病，但并不是诊断肝囊腺瘤的标准方法。肝包虫病的免疫学检测通常具有较高的灵敏度和特异性。⑤治疗反应：肝囊腺瘤可能对药物治疗有不同的反应，而肝包虫病的治疗可能需要手术摘除包虫，同时药物治疗是手术前后的重要辅助手段

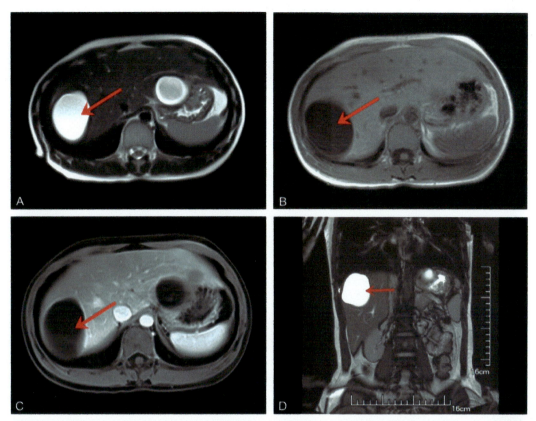

图 5-1-2　（图 A 为 T_2WI-tra；图 B 为 T_1WI-tra；图 C 为 CE-T_1WI-tra；图 D 为 T_2WI-cor）肝右叶可见囊状异常信号影，T_1WI 呈均匀一致低信号，T_2WI 呈均匀一致高信号。病灶边界清晰，边缘光整，增强扫描病灶未见明确强化。本例为单纯囊肿型囊型包虫病。需与肝囊肿相鉴别，两者之间的鉴别可从以下几方面入手。①影像学特征：单纯囊肿型肝包虫病囊壁可增厚或不厚，与肝囊肿形态及信号相似。②流行病学病史：肝囊肿患者多数无特定的流行病学史。肝包虫病通常与流行区的居住、工作、旅游、不洁饮食有关，患者可能有与犬、牛、羊等家养动物或野生动物及其皮毛的接触史。③临床表现：肝包虫病和肝囊肿可能没有明显的症状，但如果囊肿较大，可能会引起压迫症状，如腹胀和隐痛。但是，如果肝包虫病囊肿破裂，可能会引起剧烈腹痛，伴有发热、荨麻疹及过敏性休克等，而肝囊肿可能仅有腹痛症状。④实验室检查：免疫学检测可以帮助诊断肝包虫病，肝包虫病的免疫学检测通常具有较高的灵敏度和特异性。患者病史与实验室检查是两者最主要的鉴别要点

3. CE Ⅱ 型（多子囊型）　表现为母囊内充满多个子囊，呈"囊中囊/子囊"的影像学表现，子囊与母囊界限分明。子囊在 T_1WI 上信号低于母囊，在 T_2WI 上信号高于母囊，呈现"玫瑰花瓣征""轮辐征"。见图 5-1-3 和图 5-1-4。

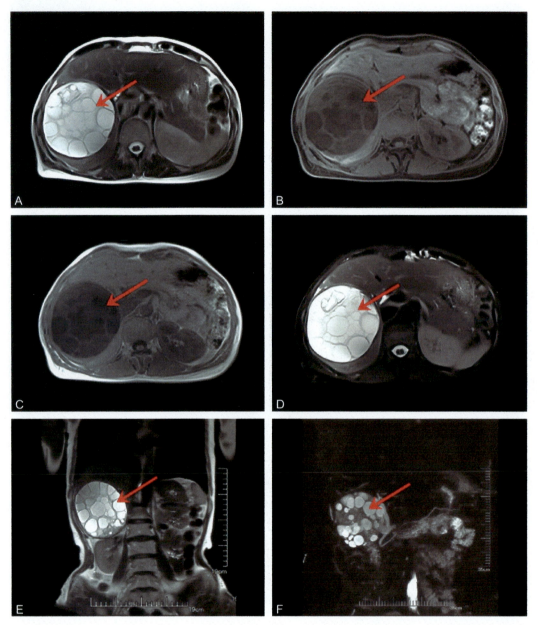

图 5-1-3　（图 A 为 T$_2$WI-tra；图 B、图 C 为 T$_1$WI-tra；图 D 为 STIR-tra；图 E 为 T$_2$WI-cor；图 F 为 MRCP）肝右叶可见一类圆形异常信号影，T$_1$WI 呈低信号，T$_2$WI 呈高信号。病灶边界清晰，边缘光整，囊内见多发囊状异常信号影，T$_1$WI 信号更低、T$_2$WI 信号更高，分隔薄且均匀，增强扫描囊壁及囊内分隔未见明确异常强化。本例为多子囊型包虫病"蜂窝征"改变。"蜂窝征"是肝囊型包虫病的一种特征性影像学表现。这种征象表现为母囊内部存在多个大小不等的子囊，这些子囊排列形成类似蜂窝状的影像特征。具体来说，在 CT 增强静脉期，多子囊型包虫囊肿可以显示为"囊内囊"，而在 MRI 的 T$_1$WI 上，子囊的信号低于母囊，在 T$_2$WI 上子囊的信号则高于母囊，母囊及子囊囊壁在 T$_1$WI 和 T$_2$WI 上均呈现低信号

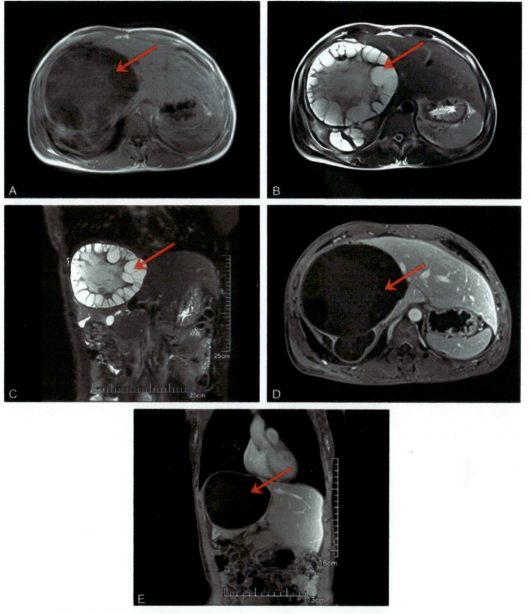

图 5-1-4 （图 A 为 T₁WI-tra；图 B 为 T₂WI-tra；图 C 为 STIR-cor；图 D 为 CE-T₁WI-tra；图 E 为 CE-T₁WI-cor）肝右叶可见囊状异常信号影，T₁WI 呈低信号，T₂WI 呈高信号，病灶边界清晰，边缘光整。囊内可见紧贴囊壁大小不等的小囊状影，病灶呈"轮辐状"改变。子囊 T₁WI 信号低于母囊，T₂WI 信号高于母囊。"轮辐征"为多子囊型包虫病的特征性表现

4. CE Ⅲ 型（内囊塌陷型） 包虫囊肿内囊壁塌陷并漂浮在囊液中，囊液信号可能不均匀，部分区域因内囊塌陷导致的囊液浑浊或囊内物质沉积而呈现低信号或等信号，与高信号的囊液形成对比，形成"飘带征""水蛇征"或"水上浮莲征"。见图 5-1-5。

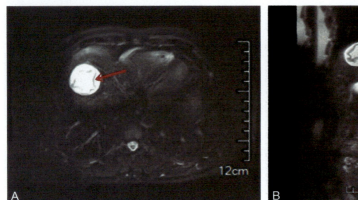
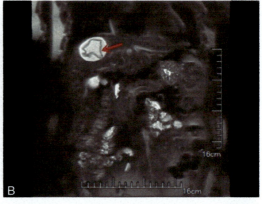

图 5-1-5　（图 A 为 T$_2$WI-tra；图 B 为 T$_2$WI-cor）肝右前叶上段可见囊状异常信号影，T$_2$WI 呈高信号，病灶边界清晰，边缘光整。病灶内可见内囊悬浮于囊液中，形成"飘带征"。"飘带征"是肝囊型包虫病 MRI 检查中的一种特征性表现。当肝包虫内囊破裂后，囊壁塌陷，收缩皱褶。漂浮于囊液中时，在 MRI 的 T$_2$WI 上会显示出来，形成所谓的"飘带征"。这种征象是肝囊型包虫病 CE Ⅲ型的典型表现，反映了内囊壁的塌陷和悬浮情况。在 CT 平扫中，这种塌陷的内囊壁可能表现为"套囊征"或"水蛇征"

5. CE Ⅳ型（实变型）　整体表现为不均匀高信号肿块，病灶内出现低信号区（如纤维化、钙化）和高信号区（如出血、炎症），此时包虫囊液吸收，囊壁折叠收缩，呈"脑回征"。见图 5-1-6 和图 5-1-7。

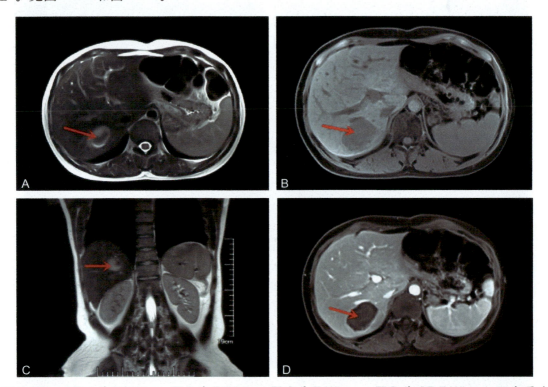

图 5-1-6　（图 A 为 T$_2$WI-tra；图 B 为 T$_1$WI-tra；图 C 为 T$_2$WI-cor；图 D 为 CE-T$_1$WI-tra）肝右后叶上段可见一类椭圆形异常信号影，T$_1$WI、T$_2$WI 均呈不均匀稍低信号，病灶边界清晰，边缘光整，增强扫描未见明显异常强化。对于 CE Ⅳ型病灶，病灶处在 CE Ⅲ型病灶失活阶段的后期，病灶还没有完全失活，MRI 征象比较复杂，可能会出现误诊。而且 MRI 对钙化不明显，可能会将 CE Ⅴ型病灶误诊为 CE Ⅳ型。因此，需要结合超声、CT 等其他影像学检查

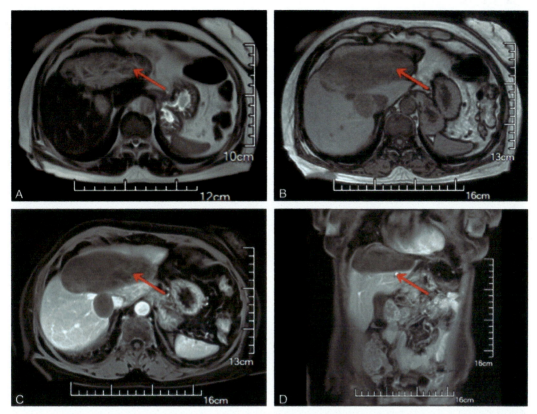

图 5-1-7　（图 A 为 T_2WI-tra；图 B 为 T_1WI-tra；图 C 为 CE-T_1WI-tra；图 D 为 CE-T_1WI-cor）肝左叶、肝右前叶上段下腔静脉旁可见团块状、结节状异常信号影，T_1WI 呈低信号，T_2WI 呈脑回状异常信号影，病灶边界清晰，边缘光整，增强扫描未见明显异常强化。肝包虫病的实变型（CE Ⅳ型）在 MRI 上的表现通常显示为内部信号不均匀，塌陷皱缩的内囊在 T_2WI 上表现为脑回状稍低的 T_2 信号。这种信号模式反映了包虫囊肿内部结构的变化，其中囊液可能被吸收，囊壁可能发生折叠和收缩。此外，CE Ⅳ型的囊壁在 T_2WI 上通常呈现为低信号，且厚度均匀一致

6. CE Ⅴ型（钙化型）　T_1WI、T_2WI 上囊壁钙化灶呈低信号，内部信号不均匀。见图 5-1-8。

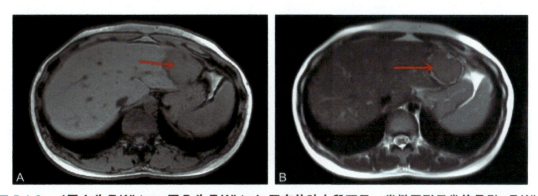

图 5-1-8　（图 A 为 T_1WI-tra，图 B 为 T_2WI-tra）肝左外叶上段可见一类椭圆形异常信号影，T_1WI、T_2WI 均呈不均匀低信号，病灶边界清晰，边缘光整。由于 MRI 对钙化不明显，本例可能会将 CE Ⅴ型病灶误诊为 CE Ⅳ型。因此，需要结合超声、CT 等其他影像学检查

7. 混合型 两种及以上不同形态学类型并存。见图 5-1-9。

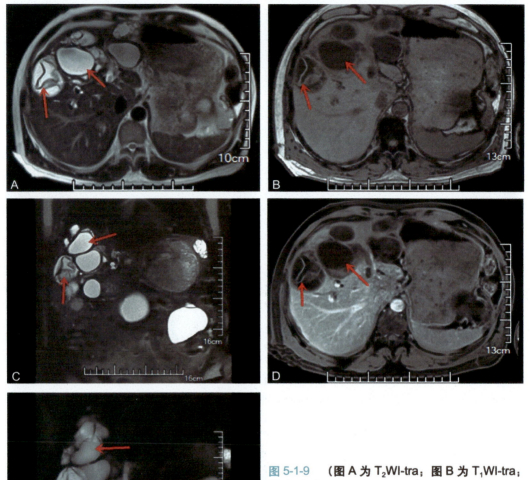

图 5-1-9 （图 A 为 T₂WI-tra；图 B 为 T₁WI-tra；图 C 为 STIR-cor； 图 D 为 CE-T₁WI-tra； 图 E 为 MRCP）肝内可见多发囊状异常信号影，T₁WI 呈低信号，T₂WI 呈高信号。部分病灶呈单纯囊肿样改变，部分病灶见囊内多发子囊影，另一部分病灶可见飘带征。由于肝包虫病病程较长，不同类型病灶具有相应影像学特征

因此，可在同一患者体内见到不同类型的病灶。注意：MRCP 显示肝内外胆管明显迂曲、扩张，提示胆管受侵可能。MRCP 成像技术对病灶与胆管的位置关系显示尤为直观，可以清晰地看到胆管是否受压、梗阻、破裂及病灶是否破入胆管的情况。肝包虫病破入胆道分为隐匿型、交通型，根据破口大小对应不同程度胆道扩张。较大交通型破口，胆道内大的包虫碎片、子囊等大量内容物填充，出现完全梗阻性黄疸合并进行性加重、急性化脓性胆管炎，甚至毒性休克综合征。CT、MRCP 表现为包虫内容物完全填塞胆道和胆道重度扩张，CT 可敏感地显示胆管壁增厚、强化及肝实质异常灌注。肠道内细菌逆行感染包虫囊肿，母囊坏死，囊壁塌陷，囊壁及肝实质发生炎性反应，CT 表现为囊内、胆道内积气，

囊壁塌陷、增厚、分离和强化，还可显示肝实质异常灌注和小坏死灶。较小交通型破口，CT、MRCP 显示胆道扩张程度轻，包虫内容物少或无，MRCP 较 CT 能更敏感地显示胆道内的少量包虫碎片，而 CT 可敏感显示胆道内钙化的包虫残骸。一个包虫囊肿可有多个大小不等胆瘘口，同一患者也可存在多个囊肿的胆瘘，所以应注意观察每个包虫囊肿与邻近每条胆道的关系，以免漏诊。包虫囊肿也可引起胆囊并发症，当破入胆道的包虫内容物经胆管进入胆囊内可引起急性化脓性胆囊炎。包虫囊肿位于胆囊附近时，CT 较 MRCP 能更好地显示病灶致胆囊窝、胆囊、邻近大网膜、腹膜炎性反应及粘连、包裹，甚至是包虫囊肿可直接破入胆囊引起胆囊积气、感染。

二、肝外囊型包虫病

肝外囊型包虫病 MRI 表现类似于肝脏囊型包虫病，不同分型 MRI 表现体现不同的生物学活性。

1. 肾脏　表现为类圆形的囊性病灶，边界清晰，T_1WI 囊内容物表现为低信号，T_2WI 为高信号，囊内可出现分隔，形成"多房性"表现。见图 5-1-10。

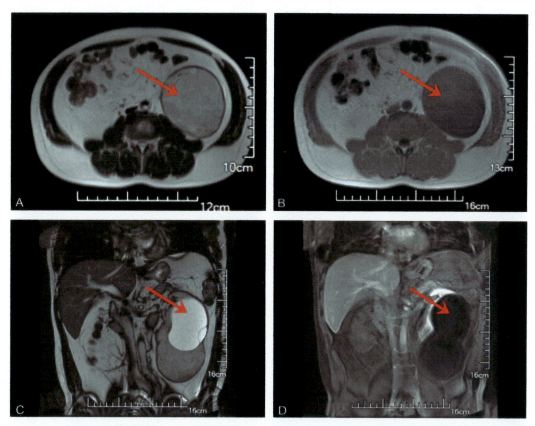

图 5-1-10　（图 A 为 T_2WI-tra；图 B 为 T_1WI-tra；图 C 为 T_2WI-cor；图 D 为 CE-T_1WI-cor）左肾形态失常，左肾可见薄壁囊性病灶，囊壁光整，信号尚均匀，T_1WI 呈低信号，T_2WI 呈高信号，增强扫描未见明显异常强化。肾包虫病相对罕见，诊断主要依赖于流行病学资料、实验室检查及影像学检查。肾包虫病的典型表现为圆形、类圆形水样信号影，病灶边界光滑、清晰，囊内信号均匀，如为多子囊型，病灶可见轮辐状影。由于肾脏本身的血供特点，发病机制多为棘球绦虫经肺循环入左心经主动脉入侵肾动脉所致，故影像学检查应包括肝、肺等器官

2. 肾上腺　由于其罕见，影像学特征可能不够特异。在 T_1WI 和 T_2WI 上，肾上腺区域呈现规则或不规则的囊性病灶，边界清晰，内部信号均匀或不均匀。

3. 腹腔　腹膜下多个囊性结构，T_1WI 为低信号，T_2WI 为高信号，囊肿可能呈现为单房或多房，且囊肿之间可能有分隔。值得注意的是，腹腔囊型包虫病可能因囊肿的内容物、囊肿的大小、是否存在感染或破裂等因素而影像表现有所不同，需与腹膜后肿物及妇科肿瘤相鉴别。见图 5-1-11 ～图 5-1-13。

4. 心脏　心腔内或心包腔内的囊性占位，T_1WI 为低信号，T_2WI 为高信号，包虫囊肿可导心脏结构变形，伴有压迫周围组织的表现。

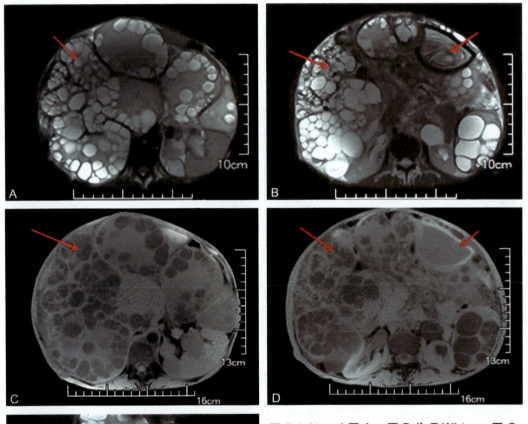

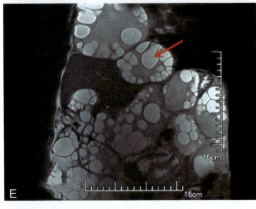

图 5-1-11　（图 A、图 B 为 T_2WI-tra；图 C、图 D 为 T_1WI-tra；图 E 为 T_2WI-cor）腹腔可见多发囊状异常信号影，T_1WI 呈低信号，T_2WI 呈高信号，囊壁光整，病灶大多呈"蜂窝征"样改变。左侧腹腔另可见一厚壁囊性影，病灶边界清晰，边缘光整，囊壁稍增厚，T_1WI、T_2WI 均呈低信号，其内可见"飘带征"。考虑为腹腔多子囊型、内囊分离型肝包虫病。原发性腹膜包虫病很少见，继发性腹膜包虫病几乎都是由肝包虫病引起的。它与肝囊肿自发破裂进入腹膜或手术期间囊肿液溢出有关

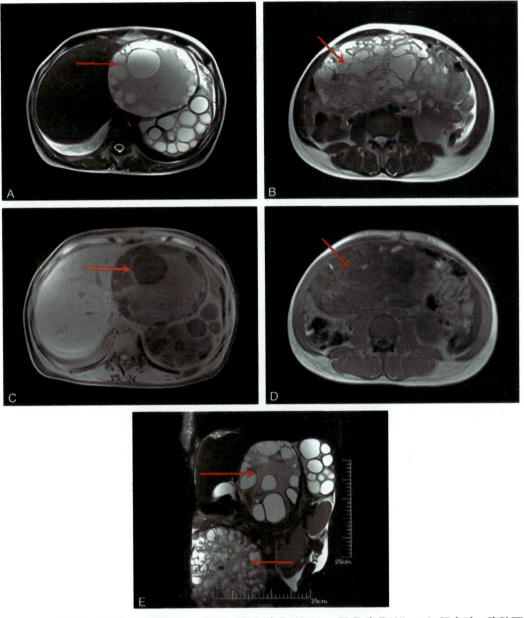

图 5-1-12　（图 A、图 B 为 T₂WI-tra；图 C、图 D 为 T₁WI-tra；图 E 为 T₂WI-cor）肝左叶、腹腔可见多发囊状异常信号影，T₁WI 呈低信号，T₂WI 呈高信号，病灶边界清晰，边缘光整。囊内可见紧贴囊壁大小不等的小囊状影，病灶呈 "轮辐征" "蜂窝征" 改变。子囊 T₁WI 信号低于母囊，T₂WI 信号高于母囊。"轮辐征" "蜂窝征" 为多子囊型包虫病的特征性表现。原发性腹膜包虫病很少见，继发性腹膜包虫病几乎都是由肝包虫病引起的。它与肝囊肿自发破裂进入腹膜或手术期间囊肿液溢出有关

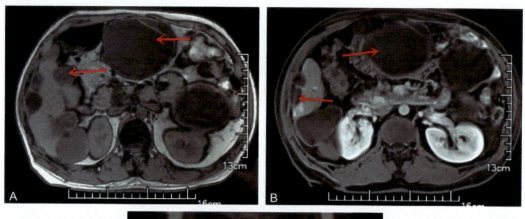

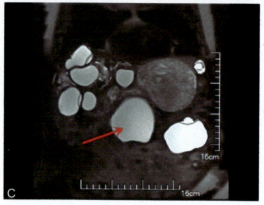

图 5-1-13　（图 A 为 T_1WI-tra；图 B 为 CE-T_1WI-tra；图 C 为 T_2WI-cor）肝缘、腹腔内可见多发囊状异常信号影，T_1WI 呈低信号，T_2WI 呈高信号，病灶边界清晰，边缘光整。囊内可见线状分隔影，增强扫描囊壁、分隔未见明显强化。考虑为内囊分离型肝包虫病。原发性腹膜包虫病很少见，继发性腹膜包虫病几乎都是由肝包虫病引起的。它与肝囊肿自发破裂进入腹膜或手术期间囊肿液溢出有关

第二节　泡型包虫病

一、肝脏泡型包虫病

（一）影像学特征

对于肝脏泡型包虫病，其 MRI 分型主要依据病灶的实性与囊性成分的分布、小囊泡的特征、液化坏死区域及病灶与周围组织的关系等影像学特征。具体表现如下。

1.1 型　多发小圆形囊泡，无实性成分。见图 5-2-1。

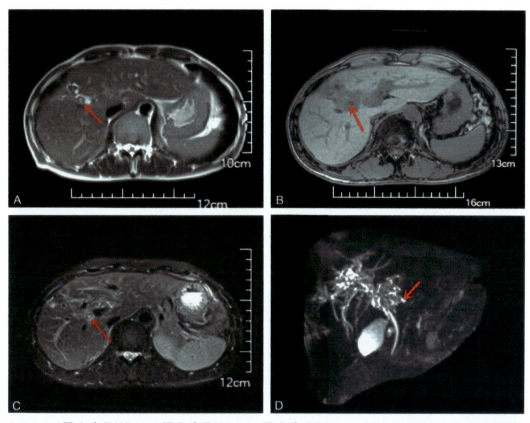

图 5-2-1　（图 A 为 T$_2$WI-tra；图 B 为 T$_1$WI-tra；图 C 为 STIR-tra；图 D 为 MRCP）肝右叶形状不规则，可见片状稍长、长 T$_1$稍长、短 T$_2$混杂信号影，其内可见散在小结节状短 T$_1$信号影。病灶整体范围约 5.5cm×3.0cm，沿肝门区至肝右前叶包膜下分布，病灶内肝内胆管扩张。MRCP 可见多发小水泡影，门静脉右前支未见显示。T$_2$WI 及 MRCP 所见小水泡影，是泡型包虫病的典型表现。1 型可能是泡型包虫病的早期阶段，需与囊腺瘤、局限性 Caroli 病（先天性肝内胆管囊性扩张症）相鉴别

2.2 型　多发小圆形囊泡，伴有实性成分。见图 5-2-2 ～图 5-2-4。

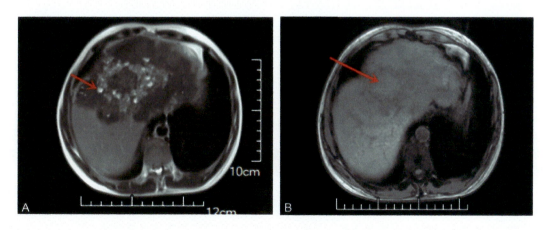

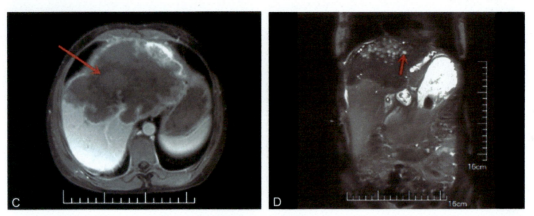

图 5-2-2　（图 A 为 T$_2$WI-tra；图 B 为 T$_1$WI-tra；图 C 为 CE-T$_1$WI-tra；图 D 为 STIR-cor）肝左内叶及右前叶可见团块状稍长 T$_1$、稍短 T$_2$信号影，其内散在类圆形长 T$_1$、长 T$_2$信号影，肝左叶肝内胆管扩张。增强扫描边缘可见强化，中央区域未见确切强化

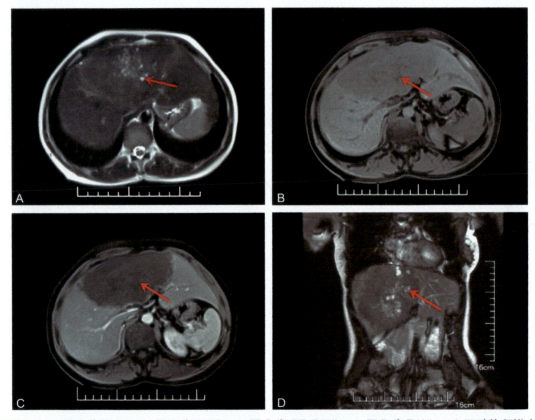

图 5-2-3　（图 A 为 T$_2$WI-tra；图 B 为 T$_1$WI-tra；图 C 为 CE-T$_1$WI-tra；图 D 为 T$_2$WI-cor）肝脏体积增大，肝内可见一巨大等 / 稍长 T$_1$、等 T$_2$信号实性病灶，边缘显示欠清晰，其内可见多发微小长 T$_1$、长 T$_2$囊性病灶。增强扫描未见明显强化，边缘显示清晰。2 型可能表明病变的进展。2 型、3 型病变均需与囊腺瘤、囊腺癌、胆管癌、转移瘤等相鉴别。这些肿瘤很少钙化，并且增强可见强化。磁共振成像很难识别钙化，而 CT 对钙化的检出率高。因此，MRI 和 CT 是互补的影像成像技术，可以更加精确描述肝脏泡型包虫病的表现

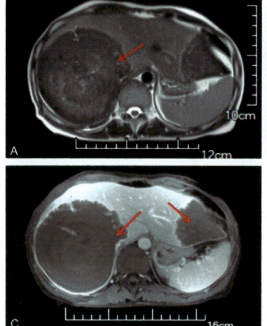
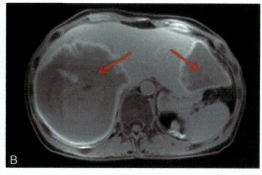
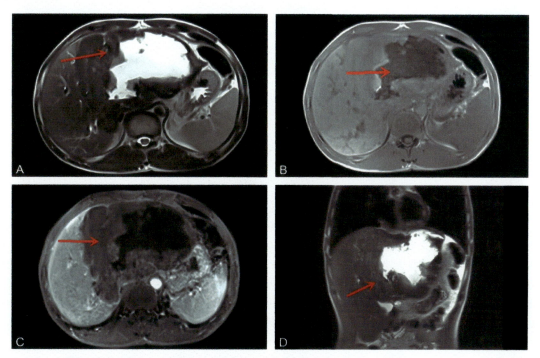

图 5-2-4 （图 A 为 T₂WI-tra；图 B 为 T₁WI-tra；图 C 为 CE-T₁WI-tra）肝左叶及右叶可见一巨大团状稍长 T_1、短 T_2 信号影，边界不清晰，其内可见多发微小囊性长 T_1、长 T_2 信号影，增强扫描未见明显强化。肝右、肝中静脉显示不清，病灶包埋下腔静脉、门静脉右支，肝门静脉右支可见充盈缺损，病灶远端肝内胆管轻度扩张，提示受侵

3. 3 型　实性成分包围大囊肿或不规则囊性成分，并伴有周边小圆形囊泡。见图 5-2-5 和图 5-2-6。

图 5-2-5 （图 A 为 T₂WI-tra；图 B 为 T₁WI-tra；图 C 为 CE-T₁WI-tra；图 D 为 T₂WI-cor）肝内可见一不规则团块状等 T_1、稍短 T_2 信号影，其内见较大囊状长 T_1、长 T_2 信号影，囊内壁不光整，凹凸不平（提示内部大量液化坏死，推断该病程达数年以上）。增强后囊壁明显强化（提示浸润带，可能与其较高代谢活性相关），病灶内部未见明显强化，周围实质部分未见明显强化。病灶侵犯第二肝门、第一肝门，病灶内肝内胆管显示不清晰，右肝管受压、显示不清，远端肝胆管扩张，肿块包埋下腔静脉及各肝静脉、门静脉右支，门静脉左支显示不清，提示受侵

139

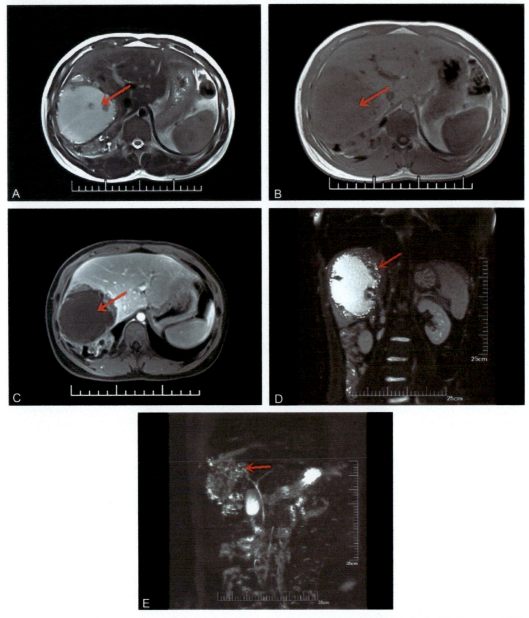

图 5-2-6 （图 A 为 T$_2$WI-tra；图 B 为 T$_1$WI-tra；图 C 为 CE-T$_1$WI-tra；图 D 为 STIR-cor；图 E 为 MRCP）肝右叶可见一巨大团块状等 / 稍长 T$_1$、等 / 稍长 T$_2$ 信号囊实性病灶，中心为一不规则较大囊性病灶。T$_2$WI 及 MRCP 显示病灶边缘可见多发微小囊性病灶，为泡型包虫病在 MRI 上的特异性表现。增强扫描边缘实性成分可见轻度强化。右侧胸腔见多个类似病灶，大者最大直径约 5.6cm，同样考虑为包虫病。3 型病变中心出现较大囊性病灶，可能提示病灶进入晚期表现

4.4 型 　仅有实性成分，无囊泡。见图 5-2-7 ～图 5-2-9。

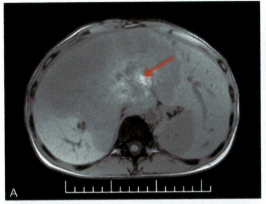
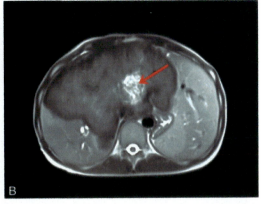
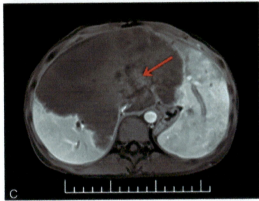

图 5-2-7 （图 A 为 T₁WI-tra；图 B 为 T₂WI-tra；图 C 为 CE-T₁WI-tra）肝脏体积增大，其内见以长 T₁、短 T₂ 信号为主的巨大团块状混杂信号影，病灶内可见片状短 T₁、长 T₂ 信号影，增强后未见强化。病灶周围肝实质内另一部分可见数个类似结节影。肝左、中、右静脉显示不清，门静脉左支受压变窄，远端分支显示不清，提示受侵。下腔静脉肝内段管腔变窄，边界欠清晰，提示受侵。肝内胆管稍扩张肝，提示胆管受侵

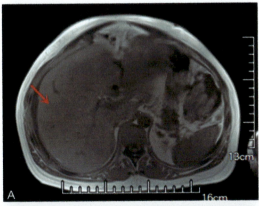
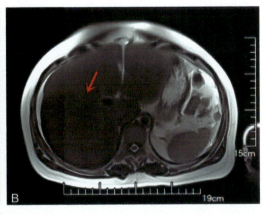
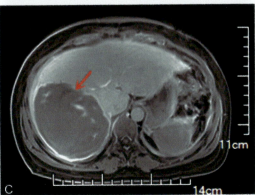

图 5-2-8 （图 A 为 T₁WI-tra；图 B 为 T₂WI-tra；图 C 为 CE-T₁WI-tra）肝右叶增大，见一巨大等 T₁ 稍短 T₂ 信号影，信号不均匀，T₂WI 上病灶内示数个微小结节状稍高、高信号影，边界较清晰，大小约 11.3cm×10.6cm×12.9cm，增强后未见明显强化。肝右静脉显示不清，门静脉右支部分被病灶包裹，远端稍显变细，提示受侵。肝内 4 型病变需与肉芽肿、炎性假瘤、早期肝细胞癌或其他罕见的实性肝肿瘤相鉴别

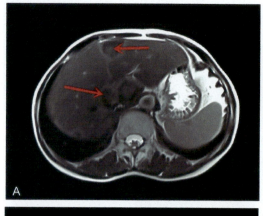

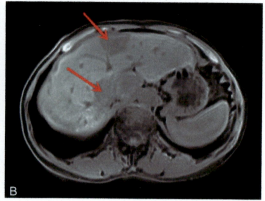

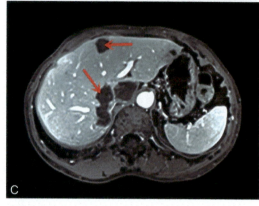

图 5-2-9　（图 A 为 T₂WI-tra；图 B 为 T₁WI-tra；图 C 为 CE-T₁WI-tra）肝脏形态正常，肝实质内可见多发大小不等的稍长 T₁、稍短 T₂ 信号结节、肿块影，病灶周围可见环状稍长 T₂ 信号，病灶部分融合，局部包裹下腔静脉，下腔静脉明显变窄。病灶较大者位于右叶与尾状叶，长径约 8.0cm，增强扫描未见明显强化

5.5 型　大囊肿，无实性成分。

（二）手术治疗

手术是治疗肝泡型包虫病的主要方法，尤其对于局限性病变或无法通过药物治疗控制的患者而言。手术方式包括病灶切除术、肝叶切除术及复杂的肝移植手术等，不同的手术选择取决于病变的大小、位置及患者的整体健康状况。不同手术方式，其术后 MRI 表现各异。见图 5-2-10。

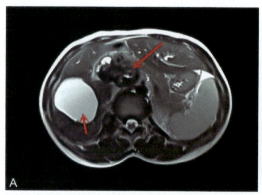

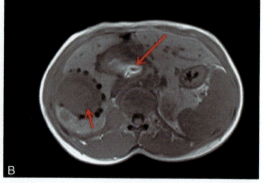

图 5-2-10　（图 A 为 T₂WI-tra；图 B 为 T₁WI-tra）肝右叶术后改变，术区可见长 T₁、长 T₂ 包裹性积液（短箭头），边界多个结节状长 T₁、短 T₂ 信号夹影。肝门区、门腔间隙及胰头区见多发长 T₁、稍长 T₂ 信号影（长箭头），融合呈团块状，信号不均匀，其内见短 T₁、短 T₂ 信号影，病灶与胰腺分界不清晰。另外，可见 L₁ 右侧椎旁等 T₁、短 T₂ 信号影，其内信号不均匀

二、肝外泡型包虫病

肝外泡型包虫病的 MRI 表现也能体现其浸润生长特性，在肺部，表现为肺内单个或多个结节状或肿块状病灶，边界模糊，T_1WI 为低信号或等信号，T_2WI 为高信号，可观察到囊泡内的小点状、环状或结节状低信号影；在脑部，表现为脑实质内的占位性病变，T_1WI 表现为低信号或等信号，T_2WI 表现为高信号，由于周围脑组织的水肿和炎症反应，病灶周围可呈 T_2WI 高信号影；在骨骼系统中，表现为低信号或等信号的骨质破坏区，周围可伴有软组织肿块信号影，还可能观察到病变侵犯邻近关节和软组织的征象。在心脏中，表现为心肌或心包内的占位性病变，这些病变在 T_1WI 上呈现低信号或等信号，T_2WI 上则表现为高信号，可能导致心功能不全。见图 5-2-11 ～图 5-2-14。

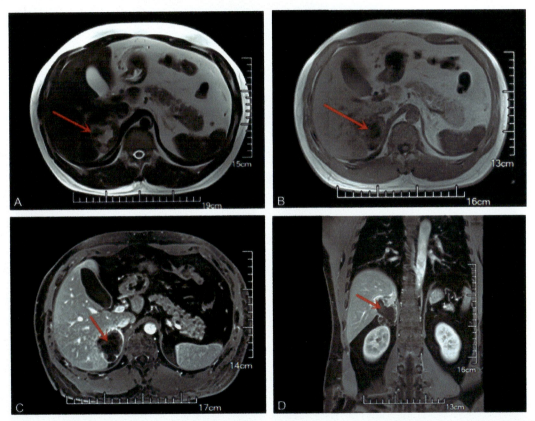

图 5-2-11　（图 A 为 T_2WI-tra；图 B 为 T_1WI-tra；图 C 为 CE-T_1WI-tra；图 D 为 CE-T_1WI-cor）肝肾间隙可见一形态不规则囊实性混杂信号影，中心以囊性成分为主，边缘呈厚薄不均实性成分包绕，增强扫描边缘实性成分轻度强化，中心囊性成分未见明显强化。病灶与右肝分界不清晰，毗邻肝内胆管轻度扩张，提示受侵

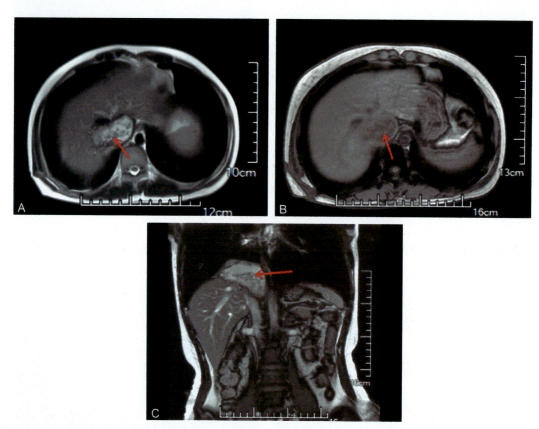

图 5-2-12　（图 A 为 T$_2$WI-tra；图 B 为 T$_1$WI-tra；图 C 为 T$_2$WI-cor）右膈下及第二肝门区可见一团片状囊实性混杂信号影，以长 T$_1$、长 T$_2$ 信号为主，中心点片状等 T$_1$、短 T$_2$ 信号影，边缘环绕等 T$_1$、短 T$_2$ 信号影。病灶与下腔静脉、肝静脉近段分界不清晰，提示受侵

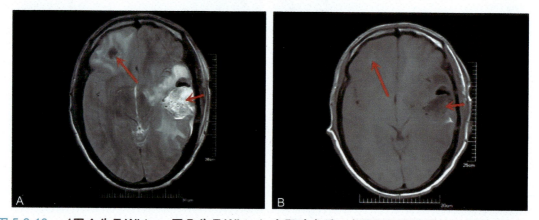

图 5-2-13　（图 A 为 T$_2$WI-tra；图 B 为 T$_1$WI-tra）左颞叶术后，术区可见局限性长 T$_1$ 信号积液，少许短 T$_1$ 信号积血，以及少许无信号积气影（短箭头）。周围脑实质可见斑片状水肿带，毗邻颅骨骨皮质不连续。另外，于右额叶可见一小结节样稍短 T$_1$、短 T$_2$ 信号影（长箭头），周围环绕水肿带

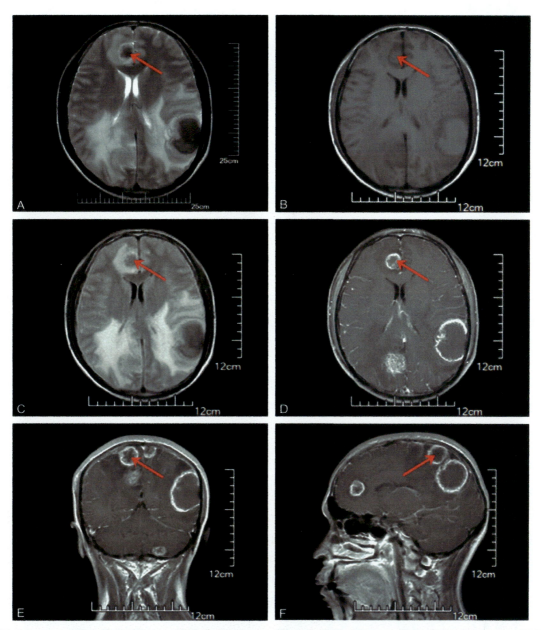

图 5-2-14 （图 A 为 T$_2$WI-tra；图 B 为 T$_1$WI-tra；图 C 为 T$_2$FLAIR-tra；图 D 为 CE-T$_1$WI-tra；图 E 为 CE-T$_1$WI-cor；图 F 为 CE-T$_1$WI-sag）右额叶、双顶叶、左侧小脑可见多发结节、团块状等 T$_1$、稍短 T$_2$ 信号影，周围环绕大片 FLAIR 高信号水肿带。增强扫描中心未见强化，边缘呈环形强化，考虑为病灶周围肉芽肿强化。需与颅内多发血肿、转移瘤、淋巴瘤、脑脓肿等相鉴别

第6章

包虫病的影像学进展

第一节　影像介入

随着影像医学的迅速发展，除了在精确诊断与分型方面发挥关键作用外，其在治疗领域也发挥了重要作用。医师在影像设备的引导下通过患者的皮肤或自然孔道进行微创操作，以达到诊断、治疗或疼痛缓解的目的。

一、超声介入

超声具有操作简便、实时性好、无电离辐射等优势，在肝胆胰疾病、肿瘤、血管疾病等的诊断和治疗中应用广泛，其在包虫病中的应用简述如下。

1. 超声引导下经皮穿刺抽吸、注射和再抽吸（percutaneous, aspiration, injection and reaspiration, PAIR）　此方法适用于肝囊型包虫病，通过超声引导下穿刺，抽吸囊液并注入灭活剂，以达到杀灭包虫的目的。研究表明，PAIR 是一种创伤小、恢复快的介入治疗方法，对于某些特定病例，如无法耐受手术的患者，是首选治疗方式。

2. 超声引导下经皮微波消融（percutaneous microwave ablation, MWA）　对于肝泡型包虫病，超声引导的 MWA 被初步研究证明是一种有效且安全的治疗方式。这种技术通过微波能量产生的热效应杀灭病灶，减少对周围组织的损伤。研究显示，MWA 可实现病灶完全消融，复发率较低，且并发症轻微，尤其适合单个病灶且直径不超过 5cm 的患者。这一介入技术为不适合开腹手术或不愿接受开腹手术的患者提供了治疗选择。

3. 超声引导下经皮经肝胆管置管引流术（percutaneous transhepatic cholangiography and drainage, PTCD）　肝包虫病灶可能侵犯或压迫胆道系统，引起胆道梗阻和胆汁淤积，导致黄疸等症状。在不能立即进行手术干预或作为术前准备时，PTCD 可以放置引流管，缓解胆道高压，减轻黄疸，改善患者的一般状况，为后续手术创造条件。

二、放射介入

放射介入利用 X 线、CT 或 MRI 等高分辨率影像技术，能够更精确地定位和操作目标区域，尤其在处理深部结构或复杂解剖部位时更为优越。需要注意的是，放射介入也存在辐射暴露和风险管理等问题，因此在选择治疗方法时需综合考虑患者的具体情况和治疗需求。

1.**影像融合导航技术** 融合导航技术通常整合了计算机断层扫描（CT）、磁共振成像（MRI）、超声（US）等影像学数据，通过软件算法将这些二维或三维的影像资料进行配准和叠加，生成一个包含患者解剖结构、病灶位置及周围重要结构的三维立体模型。在对包虫病进行手术时，融合导航系统能够实时追踪手术器械的位置，将其与术前的影像数据相对照，确保手术刀、穿刺针等工具精确到达预定目标。这在处理复杂、深埋或靠近重要血管、胆管的病灶时尤为重要，可显著降低手术风险。

2.**选择性门静脉栓塞（PVE）** 在某些情况下，如术前控制肝泡型包虫病患者的感染、准备进行肝切除或肝移植时，PVE 可以诱导预留侧肝脏的代偿性增大，提高手术成功率，同时减少术后肝功能不全的风险。

3.**放射治疗** 虽然放射治疗在包虫病治疗中的应用较为有限，但有研究探索了其在骨包虫病（osseous echinococcosis）中的应用，评估了放疗作为辅助或姑息治疗的疗效和安全性。放疗可能有助于控制局部疼痛、减少病灶体积，尤其是对于无法手术或手术风险较高的患者。

第二节 人工智能

随着人工智能（artificial intelligence，AI）技术的迅速发展，其在医疗领域的应用前景日益广阔，尤其在医学图像识别方面表现突出。AI 能够深度学习，实现对医学影像的高效识别和精准分析，从而帮助医师更快速、准确地进行诊断和治疗。此外，AI 还可提供自动化的图像标注和归类功能，加速医疗数据的处理和管理。

一项研究聚焦于利用深度卷积神经网络（DCNN）模型在超声图像上鉴别肝包虫病。该模型在大规模、多中心、回顾性研究中展示了高诊断准确性，特别是在区分包虫病与其他肝部病变（如肝囊肿和肝细胞癌）方面。模型在区分包虫病与非包虫病病例时，AUC 值达到 $0.982 \sim 0.986$，对区分泡型与囊型包虫病也有高精度。此外，该模型能够显著提高初级、中级和高级放射科医师的诊断能力，尤其是在 AI 辅助前后，他们的诊断准确性均有显著提升，表明 AI 可以作为有效的辅助工具，尤其是在缺乏经验丰富的超声科医师的地区（该项研究成果发表于 2023 年 8 月《*Lancet Digital Health*》）。

另一项回顾性、多中心研究表明，名为 EDAM（echinococcosis diagnostic AI system）的 AI 系统能够基于平扫 CT 图像，实现肝包虫病的自动检测和亚型分型（囊型和泡型）。EDAM 结合了切片级预测模型（用于病灶分类和分割）和患者级诊断模型，提高了诊断的准确性和标准化程度。与经验丰富的放射科医师相比，其诊断性能卓越，准确率超过95%。EDAM 通过自动处理患者的三维 CT 图像，无须手动提取代表性切片，减轻了放射科医师的工作负担（该项研究成果发表于 2023 年 9 月《*Lancet Digital Health*》）。

AI 在包虫病的诊断中展现出巨大潜力，不仅提高了检测和分型的准确度，还能在一定程度上缓解医疗资源短缺的问题。无论是基于 CT 还是超声图像，AI 辅助的诊断工具都能显著增强医师的诊断能力，特别是在区分不同类型的肝包虫病及与之相似的其他肝脏病变方面。随着技术的不断进步和模型的持续优化，AI 有望在未来的包虫病筛查和管理中发挥更加重要的作用。

附录

肝两型包虫病诊断与治疗专家推荐意见
（2019 版）

1. 基于囊型包虫病的病理学形态结构，其外囊是在内囊周围形成的一层纤维包膜，将包虫外囊完整切除可达到临床根治。为了预防囊液外溢导致的变态反应，术中常规使用 100mg 氢化可的松。

2. WHO 分型除超声形态和结构分型外还包括包虫囊肿的大小和生物学特征，对治疗方案的选择具有指导意义。TDC 临床分型在 WHO 分型基础上提供了更多的临床相关信息，为诊断与治疗，尤其是选择手术方式提供了重要依据。

3. 超声检查是肝囊型包虫病准确、有效的首选诊断方法，尤其是术后随访或疗效判定的首选方法。CT 和 MRI 检查具有多角度、多参数、高清晰度等优点，病灶位置及与血管和胆管的关系可多方位显示，能够更准确判断血管和胆道并发症，对选择治疗方案，手术方式设计，预测手术风险极为重要。而术中胆道造影检查可帮助精准缝合囊内胆管漏口，指导复杂肝切除术和肝移植。

4. 免疫学检测是肝囊型包虫病诊断和鉴别的重要方法。

5. 流行病学病史、影像学检查特征、免疫学检测诊断在肝囊型包虫病与其他疾病鉴别中尤为重要。

6. 肝囊型包虫病手术方式选择要遵循根治性原则，即外囊完整剥除术或肝叶段切除术作为根治性治疗的首选手术方式；肝囊型包虫病外囊次全切除术作为次选手术方式；改良式肝囊型包虫病内囊摘除术作为第三选择。而腹腔镜肝囊型包虫病包虫摘除术和经皮细针穿刺引囊液术，尤其是肝移植要严格把握手术指征和术者资质。内镜逆行胰胆管造影(ERCP)检查在肝囊型包虫病致胆道并发症微创诊断与治疗中具有重要临床意义。

7. 阿苯达唑片剂是国内外学者共识为有效的首选抗包虫病药物，预防性和治疗性用药应按医嘱规范、合理使用，及时随访血常规和肝、肾功能。

8. 肝泡型包虫病浸润性生长决定了肝切除术是首选的根治性治疗手段，因该病具有肺、脑、骨、肾等转移特点，需要临床医生重视全身检查。

9. 肝泡型包虫病影像学、病理学分期简便、直观；PNM 分型是目前 WHO-IWGE 共识的标准化分型，鼓励参照执行；而 PIVM 分型更贴近临床外科评估和确定手术方案，便于研究统计，但实际应用相对复杂。

10. 超声以其便捷、无创和低耗优势为肝泡型包虫病术前确诊、术后随访及药效判定发挥其首选作用。CT 检查血管成像和 MRI 检查不仅可对肝泡型包虫病定性、定位，又能准确显示血管和胆道的关系，尤其三维可视化图像可为手术医师提供更为直观、立体的病灶影像，可用于肝切除的剩余肝脏体积测定，为手术方式设计提供依据。PET-CT 检查为评估肝泡型包虫病转移、根治性手术可行性、术后复发等提供有效方法。

11. Em2-ELISA 可确定为肝泡型包虫病免疫诊断的参比指标。免疫学检测是肝泡型包虫病诊断和鉴别诊断的重要辅助方法。

12. 流行病学病史、影像学检查特征、免疫学诊断在肝泡型包虫病诊断和其他疾病鉴别中具有重要作用。

13. 现代超声和影像技术，可多角度"透视"肝脏的解剖、病灶及其重要毗邻结构的关系，根据三维立体可视化图像重建，制订精准手术方案。首先，确定解剖性切除的范围，并预测虚拟切除范围的肝脏体积；其次，通过计算机测定动脉和门静脉血供，以及回流途径的状态；再次，评估功能性剩余健侧肝脏体积；最后，基于肝脏储备功能，精准评估肝泡型包虫病患者手术耐受程度。

14. 对剩余健侧肝脏功能保护应贯穿于肝切除诊断与治疗全过程，术前准备、影像学评估和手术规划，术中肝血流控制和肝实质分离，剩余健侧肝脏的精细处理，以及术后患者心身状态的调理至关重要。

15. 根治性肝切除术是肝泡型包虫病首选方法，切除范围应大于病灶边缘 1cm 的正常肝组织，以消除病灶增生活跃的"浸润带"，确保剩余肝脏结构完整和功能代偿。介入外引流术代替姑息性切除术成为目前治疗晚期无法行根治性切除术的肝泡型包虫病患者主要手段，可以减少或预防黄疸、坏死液化感染等严重并发症，延长生命或为肝移植争取时间。肝移植可视为晚期肝泡型包虫病治疗最后选择。尤其是自体肝移植，基于肝泡型包虫病慢性浸润性生长，健侧肝脏代偿性增大的病理特点，并有足够质量体积的健侧肝时再移植，可从根本上改变传统肝脏外科的手术指征，扩大肝移植手术适应证，为肝泡型包虫病的根治性手术切除开辟新思路。

16. 阿苯达唑片是国内外学者公认为有效的首选抗包虫病药。

17. 晚期合并严重并发症的肝泡型包虫病患者应进行多学科协作、个体化药物、介入、分阶段手术等综合诊断与治疗。

参考文献

陈琳，陆慧敏，郑莹.直肠子宫陷凹包虫病 1 例及文献分析 [J].现代妇产科进展,2015,24(3):237-238. DOI:10.13283/j.cnki.xdfckjz.2015.03.022.

韩帅，黄嫣，薛垂召，等.2004—2020 年全国棘球蚴病疫情分析 [J].中国寄生虫学与寄生虫病杂志，2022，40(4):475-480.

刘军，谭静.包虫病超声影像学诊断 [M].吉林：吉林大学出版社，2018.

刘文亚，蒋奕，王健.肝包虫病影像学诊断专家共识 [J].临床肝胆病杂志，2021,37(4):792-797.

王柄华，游益娟，周果，等.冰雹型肝泡型包虫病的超声造影增强模式分析 [J].中国超声医学杂志，2023，39(4):418-420.

中国医师协会外科医师分会包虫病外科专业委员会.肝两型包虫病诊断与治疗专家共识 (2019 版)[J].中华消化外科杂志，2019，18(8):711-721.DOI:10.3760/cma.j.issn.1673-9752.2019.08.002.

Bresson-Hadni S, Spahr L, Chappuis F. Hepatic Alveolar Echinococcosis[J]. Semin Liver Dis, 2021, 41(3):393-408. doi:10.1055/s-0041-1730925.

Brunetti E, Kern P, Vuitton DA. Writing Panel for the WHO-IWGE. Expert consensus for the diagnosis and treatment of cystic and alveolar echinococcosis in humans[J]. Acta Trop, 2010, 114(1):1-16. doi:10.1016/j.actatropica.2009.11.001.

Brunetti E, Kern P, Vuitton DA. Writing Panel for the WHO-IWGE. Expert consensus for the diagnosis and treatment of cystic and alveolar echinococcosis in humans[J]. Acta Trop, 2010, 114(1):1-16. doi:10.1016/j.actatropica.2009.11.001.

Graeter T, Kratzer W, Oeztuerk S, et al. Proposal of a computed tomography classification for hepatic alveolar echinococcosis[J]. World J Gastroenterol, 2016, 22(13):3621-3631.doi:10.3748/wjg.v22.i13.3621.

Jiang CP, Don M, Jones M. Liver alveolar echinococcosis in China: clinical aspect with relative basic research[J]. World J Gastroenterol, 2005, 11(30):4611-4617. doi:10.3748/wjg.v11.i30.4611

Kern P, Wen H, Sato N, et al. WHO classification of alveolar echinococcosis: principles and application[J]. Parasitol Int, 2006, 55 Suppl:S283-S287. doi:10.1016/j.parint.2005.11.041.

Kern P, Wen H, Sato N, et al. WHO classification of alveolar echinococcosis: principles and application[J]. Parasitol Int, 2006, 55(Suppl):S283-S287. doi:10.1016/j.parint.2005.11.041.

Kodama Y, Fujita N, Shimizu T, et al. Alveolar echinococcosis: MR findings in the liver[J]. Radiology, 2003, 228(1):172-177. doi:10.1148/radiol.2281020323.

Kratzer W, Gruener B, Kaltenbach TE, et al. Proposal of an ultrasonographic classification for hepatic alveolar echinococcosis: Echinococcosis multilocularis Ulm classification-ultrasound[J]. World J Gastroenterol, 2015, 21(43):12392-12402. doi:10.3748/wjg.v21.i43.12392.

Li J, Dong J, Yang L, et al. Comparison of [(18)F]Fluorodeoxyglucose Positron Emission Tomography and Contrast-Enhanced Ultrasound for Evaluation of Hepatic Alveolar Echinococcosis Activity[J]. Ultrasound Med Biol, 2018, 44(11): 2199-2208.

Parsak CK, Demiryurek HH, Inal M, et al. Alveolar hydatid disease: imaging findings and surgical approach[J].

Acta Chir Belg, 2007, 107(5): 572-577.

Wang Z, Bian H, Li J, et al. Detection and subtyping of hepatic echinococcosis from plain CT images with deep learning: a retrospective, multicentre study[J]. Lancet Digit Health, 2023, 5(11):e754-e762. doi:10.1016/S2589-7500(23)00136-X.

Wen H, Vuitton L, Tuxun T, et al. Echinococcosis: Advances in the 21st Century[J]. Clin Microbiol Rev, 2019, 32(2):e00075-e18. Published 2019 Feb 13. doi:10.1128/CMR.00075-18.

Yang Y, Cairang Y, Jiang T, et al. Ultrasound identification of hepatic echinococcosis using a deep convolutional neural network model in China: a retrospective, large-scale, multicentre, diagnostic accuracy study[J]. Lancet Digit Health, 2023, 5(8):e503-e514.